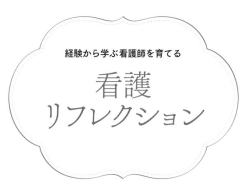

経験から学ぶ看護師を育てる

看護
リフレクション

順天堂大学保健医療学部　教授
東 めぐみ

著者略歴

1981年日本大学医学部附属看護専門学校卒業後，駿河台日本大学病院入職。東埼玉総合病院看護科長，駿河台日本大学病院教育担当看護師長を経て，2014年7月より東京都済生会中央病院に勤務。同院で教育担当副看護部長，人材育成センター長代理を務める。2019年より日本赤十字北海道看護大学教授。2023年4月より順天堂大学保健医療学部教授。

2002年日本赤十字看護大学大学院修士課程（看護学専攻）修了。2021年3月日本赤十字北海道看護大学大学院博士課程修了。慢性疾患看護専門看護師，認定看護管理者。2021年4月より慢性疾患看護専門看護師研究会代表。

主な著書に『看護リフレクション入門』（ライフサポート社），共著書に『中範囲理論』（メヂカルフレンド社），『外来看護パーフェクトガイド』（看護の科学社），『糖尿病の本』（岩波書店）など。

経験から学ぶ看護師を育てる
看護リフレクション

発　行　2021年3月15日　第1版第1刷©
　　　　2023年5月15日　第1版第3刷

著　者　東めぐみ
　　　　　　ひがし

発行者　株式会社　医学書院

　　　　代表取締役　金原　俊

　　　　〒113-8719　東京都文京区本郷1-28-23

　　　　電話　03-3817-5600（社内案内）

印刷・製本　アイワード

まえがき

　本書は，雑誌『看護管理』の連載「ファシリテーターのための看護リフレクション──経験から学べる看護師を育てる」(2017年4月号〜2018年2月号)をもとに加筆と修正を加えてまとめたものです。

　Part 1とPart 2の2部構成であり，Part 1は「看護リフレクションを通して『経験から学ぶ』ことを支援するために」，Part 2では「看護リフレクションにおけるファシリテーターの役割と実践」について述べています。主に，看護の現場でリフレクションを推進するファシリテーターの皆さんに読んでいただきたいと考えています。

⦿リフレクションへの変わらない思い

　看護師1人ひとりがリフレクションを行うためには，それを支援する看護管理者やファシリテーターの存在が必要である，という考えから上記の連載は始まり，本書につながりました。本書におけるファシリテーターとは，看護管理者や教育的立場にある皆さんのみならず，これまでリフレクションの大切さに気がついてこられた方，全てであると考えています。

　前述の連載中は，リフレクションやファシリテーションの事例だけでなく，リフレクションに関わる学問的な潮流を整理しつつお伝えしたいとの思いがありました。しかし，本書を読み直してみますと，学問的な潮流も概念も整理しきれなかったという思いが湧いてきます。教育学や経営学，そして看護学の専門家の方々から見ると，私はあまりに初心者で，ルサンチマンな内容として目に映ると思います。恥ずかしい思いでいっぱいなのですが，勇気を持って本著を皆さんに届けようと思っています。なぜなら，臨床家として長く臨床現場にいた私にとって，今も変わっていない核心ともいうべき思いが存在するからです。

　その核心の1つ目は，看護師が日々真摯に患者と向き合う中で時として

沸き起こる，「私はどうしたらよかったのか」という問いを大切にしたいとの思いです。これまで，その問いの多くは，看護師の心の中にしまわれてきました。

　２つ目は，看護師が専門職として提供したケアが，患者にとってどういういう意味や価値があるのかが見えにくくなっていることが悔しいという思いです。

　３つ目に，現場で看護師同士がお互いから学ぶ機会があるにもかかわらず，その大切さがあまり意識されていないことがもったいないという思いです。

　そして４つ目に，看護の実践や経験から学ぶことへの支援方法が明確ではないことが残念だという思いです。看護管理者や教育的役割にある看護師にその重要性が認識されていないため，内省的支援が起こりにくいのです。

　これらの思いから，リフレクションを推進するファシリテーターの支援があれば，看護師が日々の実践を言語化しその意味や価値を考えることが促され，「私の実践はこれでよかったんだ」との思いにつながり，次の実践に向き合っていくことが可能になると考えました。私のこれまでの経験から，看護師がリフレクションを行うことで，新たな対話が生まれ，自己を成長に導く突破口になると信じているからです。

◉**本書が目指すもの**

　以上のことから，本書を通じて私が目指しているのは，実践現場での看護師の日常のやりとりの中にリフレクションとしての対話が生まれ，その対話を通して看護師が学び合うことです。

　業務のちょっとした合間にも，「患者のＡさんがこう言っていて，私はこう返事をしたんだけれども，それについてどう思う？」「それって，Ａさんにとってはこういうことではないかしら」「こういう考えもできるよね」「ナイチンゲールはこう言っているけど，それに近いのでは？」「じゃ

あ，次はこうしてみよう」というように，看護師の間で対話が行われることを期待しています。

　臨床現場では目に見える成果が優先されることも多く，看護師の置かれている状況は厳しいと感じています。だからこそ，よいか悪いか，AかBかではなく，仲間とともにリフレクションを行い，さまざまな見方を取り入れて，うまくいったこともそうではなかったことも学びにして成長を実感することが，看護の質の向上につながります。ぜひ，そのプロセスを共有してほしいと願っています。

　前著『看護リフレクション入門』(ライフサポート社，2009)を出版以降，全国の多くの臨床家の皆さんとの出会いがあり，共にリフレクションを行ってきました。本書にはその中で皆さんから提供していただいた事例も形を変えて掲載されています。この場を借りてお礼を申し上げます。

　最後になりましたが，私は，リフレクションの大切さに気が付き実践している多くの方に支えられてきました。本書も医学書院の編集者の小齋愛さんと伊藤恵さんの尽力によって上梓することができました。皆様に心より感謝の意を表します。

東めぐみ

目次

カバーデザイン 遠藤陽一 + 高岩美智（デザインワークショップジン）
カバーイラストレーション 今井和世

看護リフレクションを通して
「経験から学ぶ」ことを
支援するために

1.1 リフレクションとは何か

　近年，リフレクション(reflection)は，言葉としても方法としても看護現場に浸透し，その重要性が確認されています。その一方でリフレクションは，単なる実践の振り返りのツールとして語られることもあり，その方法は依然，確立されていない現実もあるように思われます。

　私は，リフレクティブな実践家像を明確に述べることにより，「行為の中のリフレクション(reflection-in-action)」と「行為についてのリフレクション(reflection-on-action)」の理論と方法論を明確にし，実践から学ぶことができる看護師の育成の手助けとなる役割を果たしたいと考えています。

　そのため本書では，看護実践の経験から学ぶための構造を解説し，それを看護師と共有し「経験から学ぶ力をつける」ことをファシリテートする手立てを描きたいと思います。この看護実践の経験から学ぶための構造について，本書では「看護リフレクション」と呼びます。

　また，多くの看護実践家が，自分の実践のリフレクション(self-reflection)ができるようになることで，後輩への教育的な関わりの一助になることを期待しています。

看護リフレクションの定義

　リフレクションについて，看護研究者のバーンズ(Sarah Burns)は，「リフレクションは，特定の状況下で起こった出来事を説明するために1つの知識を適用したけれども，そのことを十分に説明できないという現実の状況の中で生じた不快な感情や考えを認識することによって始まります」[1)]

と述べています。

　私たち看護師は実践において，「あれ？」と思いながら，患者の反応を捉えつつ次の言葉や行動を用意し，患者に向き合っています。実践という行動のさなかにあって，「あれ？」と思ったこととその後の言動は時間の流れの中に巻き込まれ，気がつくと既に次の状況に巻き込まれているのが現状です。

　このような中において看護師は，「あれ？」と思ったことを認識し，これでよかったのか，あるいは何かもっとできることはなかったのかと反芻し，次の実践に向き合います。けれど，日々，この繰り返しを行い，考えながら実践していることが当たり前になってしまうと，目に見える行動だけがクローズアップされ，行動に至るまでの考えに着目しにくくなります。また，看護師は専門的な知識を基盤にしながらも，反復される実践において学びを得ているため，「現実の状況の中で生じた不快な感情や考えを認識すること」も大切です。

　私は「看護リフレクション」について，「看護師が状況に沿った意図的な実践を行うために，一定の方法を用いて自己の看護実践を振り返り，実践に潜む価値や意味を見いだし，それを次の実践に生かすことによって，さらに状況に沿った意図的な実践を行うためのプロセス」[2]と定義してきました。

　つまり，看護リフレクションとは実践の中で「あれ？」と思ったことをそのままにせず，なぜ「あれ？」と思ったのかを吟味し，ある法則を見いだすことと考えます。それは，看護師としての自分を省察的に見つめることでもあり，自己のありように気がつくことでもあります。そして，吟味した内容を次の実践に活かすことで，よりよい看護を行い経験から学びを得ているという実感を持つことができるのです[2]。

　哲学者のショーン（Donald A. Schön）は，リフレクションを2つのタイプに区別しています[3,4]。先にも触れましたが，行為の中のリフレクションと，行為についてのリフレクションです（図1-1）。

図1-1 ▶ ショーンによるリフレクションの分類

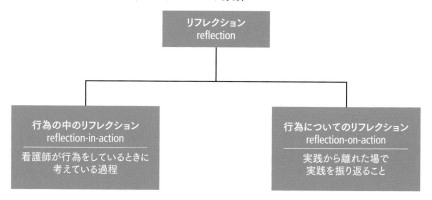

行為の中のリフレクションは，看護師が行為をしている最中に考える過程です。実践中に起こっているので，意思決定やケアの提供に影響を与えていますが，言語化しにくい特徴があります。

一方，行為についてのリフレクションは，実践から離れた場で実践を振り返ることを言います。行為の中のリフレクションを意図的に行うには，行為についてのリフレクションが必要であり，実践的スキルの育成にも寄与します。行為の中のリフレクションについては，1.3(p.22)で詳しく紹介します。

心に残った実践を言葉にする意味

リフレクションを行うとき，実践を語ったり記述したりすることが必要です。

ここで，A看護師の語りを紹介します。

> 20年も前のことですが，がん終末期の患者Mさんがいました。浮腫が起こり，結婚指輪が指に食い込んでいました。私は，外した方が安全だと考え，「指の血流が悪くなるので外しましょうか」と提案し

ました。すると，Mさんは涙を流されて，「これは主人とともに結婚生活を送ってきた印なので，外したくない」と言いました。ご夫婦仲がとてもよいことは面会の時にもうかがえました。

あるとき手浴を計画しご主人と共に行いました。手を洗いながら「指輪をご主人に持っていてもらえば，Mさんの気持ちも伝わりますよ」と言うと，それを聞いていたご主人が，「いつも自分が持っているから」と言いました。Mさんは「それなら」と言って，指輪を外すことを承諾され，指輪を外すことができました。

その指輪をご主人がペンダントとして首にかけ，面会のたびにMさんはその指輪をご主人とともに見ることができました。

数日後，Mさんはご主人が首からかけた指輪を握りしめながら亡くなりました。

私はMさんの身体のことを考えると指輪を外した方がいいと思っていて，ご主人も指輪を外すことを理解して協力してくれたのですが，本当に外してよかったのかと気になっていました。Mさんが亡くなられた後，「指輪のことはありがとうございました。僕が持っているからと言って外してくださったので，妻は納得したのだと思います。ただ『外しましょう』というだけでは納得しなかったと思います」と話されました。私はこの言葉をいただき少しほっとしました。指輪に対するMさんの思いを理解することが大切だと学びました。

とてもすてきなエピソードであり，私たち看護師にはすぐに情景が浮かびます。しかし，なぜ，20年ものあいだ，A看護師の心に残っていたのでしょうか？

A看護師は20年間，このエピソードを心に秘めていました。その理由は，「本当にこれでよかったのか」「私が行った看護とはいったいどういう看護だったのか」という思いがずっと心にあり，患者さんやご主人にとって決して悪い看護とは思えないけれども，自分が行ったことへの確証を得

たいと，ずっと考えていたからではないでしょうか。

　このような感動的なエピソードであるからこそ，この一場面を科学的に紐解き，患者さんやご主人にとっての看護師の関わりの意味や価値を考え，こういう看護だったんだと意味づけし，次の実践の時に活用できる学びを得ることが必要だと考えます。

　それができるのが，リフレクションなのです。

大切にしている看護の信念を見定める

　リフレクションを考えるときに，“経験”について考えることは欠かせません。なぜならリフレクションは，思想家のデューイ(John Dewey)による「知識は経験から生まれる」という考え方を基盤にしているからです[5]。

　リフレクションの歴史は長く，アリストテレスに始まると言われています。アリストテレスは実世界の中で熟考し，そこから経験を養うために，実践的洞察力，反応力，理解力を発展させることの重要性を説きました。経験を養うことは，経験の中にあるその人の大切にしている信念を見定めることです。

　先の指輪のエピソードにおいて，がん終末期の患者Mさんの指輪を外すというA看護師の提案は，指の壊死が予測されるという判断のもとに考えられており，その根拠として患者の病態や解剖学・生理学的な知識があります。また，看護師として指を壊死から守りたいという信念が存在しています。

　しかし，患者はA看護師の提案に対して「外したくない」という意思を示し，A看護師は指輪を外すという目的を持ちながら，「外したくない」思いを持つ患者に向き合います。患者に向き合うことで指輪を外したくない理由を知ろうとする次の行為が生まれ，A看護師はこの患者にとっての指輪の大切さを知ることができました。そして，単に外すだけではなく，

その指輪をご主人が身に着けるという次の行動につながり，大切な指輪と一緒にいたいという患者の思いに沿った結果につながりました。

　実践を行っているときには，思いを聴くことの意味にA看護師は気がついていませんでした。また，なぜ指輪に対する患者の思いを聴くことができたのかという問いを持つこともなかったと思います。しかし，エピソードを振り返るうちに，結婚指輪は患者にとって夫とともに生きてきた証という意味があることに気がつき，それを支援することが自分の大切にしている看護だと気づくことができました。

　デューイは，リフレクティブな思考とは，目的をもって考えることであるとし，知識は実践から生まれるとするプラグマティズム[註]を提唱しました。この考えは，思考は直接，行動とつながっていなければならないこと，理論と実践はどちらも重要であることを主張する考え方です。

　考えが行動を生み，その行動が違う状況を生み出し，次の考えと行動につながる，こういった道筋が看護には存在し，これを意識して実践することが，経験を養うことだと言えます。

リフレクションを通じた「思考・判断と行為」の理解

　リフレクションは現代において，行動科学者のアージリス(Chris Argyris)と，前述したショーンによって広められました。ほかにもリフレクションは，研究者によってさまざまな定義がなされています。これらの定義をもとに私は，リフレクションとは，看護実践を振り返ることに加え，看護実践を行うための思考のプロセスであると考えました。つまり，振り返りはすでに実践し終えたことを回顧的に考えていくものですが，行

註）1870年代の初めアメリカのC・パースらを中心とする研究者によって展開された哲学的思想とその運動です。プラグマティズムは，ギリシア語のプラグマ(行動，実践)から発しています。プラグマティズムとは，行動を人生の中心に置き，思考や観念，信念は行動を導き，逆に行動を通じて，思考や信念は深まっていくものであるとする考え方です。

動がどういう思考や判断で行われたのかをたどることでもあり，考えながら行動している自分を再認識することができる活動であるとも考えています。

　繰り返しになりますが，私は看護リフレクションを「看護師が状況に沿った意図的な実践を行うために，一定の方法を用いて自己の看護実践を振り返り，実践に潜む価値や意味を見いだし，それを次の実践に活かすことによって，さらに状況に沿った意図的な実践を行うためのプロセス」[2]と定義しました。この定義は2009年に考えましたが，現在も私の実践家としてのありようと変わっていないと考えています。

　先のA看護師の指輪のエピソードに戻りますが，A看護師は**図1-2**のようなプロセスでケアを行っていました。しかし，実践の時には瞬時に行っているので，自分が患者の状況をどう見て，どのように判断して，ど

図1-2 ▶A看護師の判断と行為

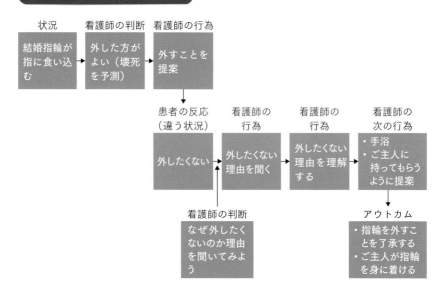

う言葉をかけ，その提案に対して患者がどのように反応し，それに対して
どう考えたかなど，いちいち考えたり振り返ったりしません。でも，何と
なくうまくいった，あるいはうまくいかなかった，という思いが身体の中
に留まり，大切なエピソードとなります。

　指輪のエピソードはＡ看護師が語ることで言語化され，他者である私
たちも知ることができました。さらに書き起こしてみると，リフレクティ
ブな思考のもとに実践を行っていることが分かり，看護師の思考と行動が
明らかになりました。そして，患者さんにとっての指輪の価値を大切にし
た実践が行われていることを共有でき，患者の思いを聴くことで患者の価
値を大切にした実践が可能になるという学びが得られました。

　このように，実践したことを言語化し，ケアの意味や価値を筋道立てて
捉え直し，次の実践につなげることを考えるのがリフレクションです。

　このような過程を通して，私たちは経験から学ぶことができます。ま
た，次に同じような状況に遭遇した時に，「あの患者さんの時はああだっ
たけど，今度はどうかな」と過去の経験を生かして，ケアによって得られ
る成果（アウトカム）を推し量りながら実践できるのです。この結果，患者
の反応に敏感になり，次の新たなケアの創造につながります。

　リフレクションは経験によって引き起こされた，気にかかる問題に対す
る内的な吟味および探究の過程であり，自己の行為に対する意味づけを
行ったり，意味を明らかにしたりするものです。

　リフレクションは人が学習したり，成長したりするための方法の中核と
なるものとして，実践の積み重ねを助けます。それが経験として蓄積され
私たち看護師の基盤の１つとなります。

　経験は科学的な一貫性に欠けると言われてきました。しかし，上記のよ
うなプロセスを経れば，実践から生まれる知識は正当化され，その有用性
が保証されるのではないでしょうか。このように，経験の質はリフレク
ションによって，確保され向上させられると考えます。

　ここまで，Ａ看護師の指輪エピソードを用いながら，リフレクションと

は何かを考えてみました。リフレクションの本質は，看護師として実践を
しながら考えている内容を認識することから始まります。実践後にそれを
振り返ることで，経験を養うことにつながるのです。

引用・参考文献 ‥‥

1 ）サラ・バーンズ，クリス・バルマン著，田村由美，中田康夫訳：看護における反省的
　　実践　専門的プラクテイショナーの成長．ゆみる出版，5，2005.
2 ）東めぐみ：看護リフレクション入門．ライフサポート社，2009.
3 ）Donald A. Schön : The Reflective Turn: Case Studies in and on Educational Practice.
　　New York: Tecchers college Press, 1990.
4 ）ドナルド・A・ショーン著，柳沢昌一，三輪建二訳：省察的実践とは何か─プロフェッ
　　ショナルの行為と思考．鳳書房，2007.
5 ）ジョン・デューイ著，市村尚久訳：経験と教育．講談社学術文庫，2004.

1.2 実務経験を通じた専門家としての学びの特性

　本節では，看護師が実務経験を通して学ぶことについて考えたいと思います。学びを支援するファシリテーターの存在が重要であり，このファシリテーターの役割については2.1(p.72)で詳しく述べます。

専門家として実務経験を探求する意味

　前節でも触れたショーンは，米国にあるマサチューセッツ工科大学の教授を務めたことが知られていますが，工業コンサルタントや技術マネジメント，都市プランナーなどの職業生活を行った経験もありました。その職業経験から，前述した思想家のデューイによる「知識は経験から生まれる」という考えに注目しました。その理由は，ショーン自身が実務経験を通して，学問の世界で評価される知と，専門家(professional)の実践において価値があるとされる能力とに，どのような関係があるのかという問いを，都市プランナーの当事者として探究するようになったからです。ショーンは建築家や都市プランナー，精神療法士などの専門家の実践を詳細に記録し，その内実を私たちに伝えてくれています[1]。

　私たち看護師も，実務経験を通した実践の記録を詳細に残して，看護師という仕事がどういう仕事なのかを伝えていくことが必要だと思います。

看護における原理原則

　専門職(profession)とは，個別の問題にその領域での原理原則を活用して，起こっている状況に適応させ成果を出していく職能です。それを実践する専門家は，実践を通して経験を積み重ねることで，この原理原則を豊かに展開させ，さまざまな状況に適応できる能力を獲得していきます。

　専門職は高度に専門分化しています。病院を見渡してみても医師や看護師，薬剤師などさまざまな職種が存在しています。どの職種も皆，専門家となるために基盤となる原理原則を基礎教育で学んできています。

　看護における原理原則とは，菱沼らが述べているように，「人が生きることを支える」「人が死ぬこと(生き抜くこと)を支える」[2]ことです。看護師は，人が病気を持ちながら生きることや，死を迎えるまでの時間を生き抜くことを支えます。また，看護師は，人が生まれる前も亡くなった後にも，本人と家族に対してケアを行っています。菱沼が述べている「生病老死という人生の中で光に照らされた部分というより，苦悩を伴う部分にあえて付き合う看護は，大変に複雑である」[3]という言葉は，看護を端的に表していると思います。

　近代看護の祖と呼ばれるナイチンゲールは，看護はサイエンスでありアートである[4]と定義しています。私は30代から40代に差し掛かる頃，「看護とは何か」を自問していた時期がありました。看護を続けていく上で，看護とは何かをしっかりと捉えておきたいと思った修士時代に，ナイチンゲールの言葉に出合いました。

　看護は科学主義一辺倒ではなく，また経験だけに頼るわけでもなく，その両方によって営まれるという考えを知った時，初めて看護とは両者を統合することだったのかと，腑に落ち，理解できた気がしました。「先輩の背中を見て育て」と言われて臨床教育を受けてきた世代だったので，看護は本当に科学なのか，と何かあやふやなものとして感じていました。

しかし，実証主義にもよらず，経験主義にもよらない，そのユニークさこそが看護であるとの教えに，「そうか！」という了解を得て，それから迷わなくなりました。常にナイチンゲールの言葉の意味を反芻し，自己の実践と照らし合わせてきました。

患者との相互関係によって営まれる看護

　専門家として患者にケアを行うときに，陥りやすい状況を検討したいと思います。

　看護の対象はまぎれもなく患者と家族ですが，「対象」という言葉について考えてみましょう。私たちは患者の状況に沿ったケアを提供するために情報を収集し，アセスメントを行い，ケアを実践していますが，そこには相互の方向性があります。しかし，それを意識することを忘れがちです。特に時間に限りがあり，日々のタイムスケジュールを立てても突発的なことが次々に起こる臨床現場ではよくあることです。

　例えば，ある検査出しを行おうとしたときにナースコールが鳴る，あるいは緊急入院が入る，という状況が続くと，看護師は患者を目の前にしているにもかかわらず，「看護師としてやらなければならないこと」という目線でケアを考えるために，ついつい看護師主体になってしまいがちです。

　結果的に「今日実施しなければならないケアを受ける患者」として対象化してしまい，一方向的な関係性に陥ってしまいます。忙しい中でも患者との相互のやり取りが存在しているはずですが，やらなければならないことに追われている看護師は，患者の反応を捉えて判断していることを見落としてしまうのです。このような状態が続くと看護師は，「自分は何もやっていない」という無力感に襲われることがあります。

　こうした状況に陥らないためにも，私たち看護師は科学的な知識や方法を踏まえるとともに，患者との関係性において看護が営まれていることを何度でも捉え直し，どのような実践を行ったのかを振り返る必要があります。

看護師は患者との関係性において患者を見る側であり，患者から見られる側でもあるという相互性を有しています。この点を互いに理解し合うことが，看護の原点ではないでしょうか。

　私が実践者として大切にしてきたのは，看護師として患者を理解しようと努めることとともに，患者から看護師としての私（看護師としてどういうケアを行おうとしている人なのか）を理解してもらうことでした。患者が看護師である私を理解して受け入れた時に，何らかの交流が生まれ，それによって看護のやりがいを実感してきました。

2 年目看護師の原理原則の活用

　では，看護師は上述した「人が生きることを支える」「人が死ぬこと（生き抜くこと）を支える」という原理原則をどのように活用しているのでしょうか。入職 2 年目の B 看護師が語ったエピソードを紹介します。

> 　N さんは 60 代，男性です。食道胃吻合部がんによる多発肝転移が見られていました。N さんは最近，「体がだるい」と言っています。
>
> 　N さんは会社役員であり，妻，長男，長女と同居しています。多発性肝転移が見られてから，治療の方向性が定まらない日々が続き，表情や検温時の言葉から不安が強くなっていると感じていました。
>
> 　私は，ベッドサイドでケアを行い，その場に生まれるコミュニケーションによって不安の緩和ができるのではないかと考えました。
>
> 　N さんに声をかけるとシャワー浴を希望されました。しかし，発熱と血痰が認められるため，安静が必要な状態でした。
>
> 　そこで私は，ベッド上での洗髪は可能であると判断し，提案しました。N さんは「お願いします」と私の提案を受け入れてくれました。洗髪を行った後，N さんは「とても気持ちよかった」と言ってくれました。奥さんも涙ぐみながら「よかったわね」と言いました。

◉B 看護師の語りから

　このエピソードはベッドサイドでよく遭遇しそうな内容です。そのた
め，日常の看護師同士の会話では，「ベッド上でN さんに洗髪を行いまし
た」「気持ちよかったと言って喜んでくれました」と，行為とその結果を
簡単にやり取りするだけで会話は終了になるのではないでしょうか。なぜ
ベッド上で洗髪が行われたのかというその理由は，チームの看護師間で
N さんの身体状態が共有されているために，適切かつ当然の判断とし
て，それ以上検討されることもなく過ぎ去っていくかもしれません。

　ここで，立ち止まって考えたいと思います。

　私たち看護師は基礎教育において看護過程という共通の教育を受けてき
たので，B 看護師が語る状況を理解できます。同時にそれを自分たちの専
門性だと気づきにくくなっているために，何の変哲もないありふれたエピ
ソードと感じてしまうのです。

　B 看護師が起こっている現象を語れることは，専門家の証です。そのこ
とに，臨床で教育に当たるファシリテーターは気づくことが大切です。

　一見，ありふれていると思える"状況の捉え"が，看護師の思考と行動
を表す言語表現になっていることを学習者である看護師に問いかけて明ら
かにし，その状況を紐解く力が，ファシリテーターには必要です。

　このような支援によって，B 看護師が患者の状況を捉えながら実践をし
ていることに気づき，フィードバックすることができます。

◉再構成した B 看護師の実践

　B 看護師はこのエピソードについて，後日リフレクションを行いまし
た。患者の情報の包括的アセスメント，看護問題の抽出，予測されるアウ
トカムの3 段階で捉え直し，語りました（図 1-3）。この状況における看護
問題を「治療の方向性が定まらないため，不安が増強している」と捉え，
必要な看護介入として「ベッドサイドでケアを行う」「コミュニケーショ
ンをとる」を計画し，その予測されるアウトカムとして，「不安の緩和が

図1-3 ▶B看護師の語り（リフレクション）の構造

包括的 アセスメント	・Nさん，60代，男性 ・食道胃吻合部がん，多発肝転移，体がだるい ・会社役員で妻，長男，長女と同居
看護問題の 抽出	・治療の方向性が定まらない ・不安が増強している

⬇

予測される アウトカム	ベッドサイドでケアを行い，コミュニケーションによって不安の緩和ができる

できる」と考えました。そして，ベッド上での洗髪というNさんへの看護介入が始まります。

　以下は，ファシリテーターとしてB看護師のリフレクションを支援した私が，先のエピソードを再構成したものです。

　　B看護師はNさんにベッドサイドケアを行い，治療の方向性が決まらない不安を少しでも緩和しようと考えて，Nさんに声をかけます。
　　Nさんは「だるいけれどもシャワーを浴びたい」との希望を伝えます。B看護師は「今日は血痰と発熱があるためシャワー浴は難しいが，ベッド上での洗髪なら負担が少ないので可能である」と判断し，シャワー浴の代替案として「今日はお熱があるのでベッド上での洗髪はいかがですか？」と提案します。
　　Nさんは「そういう方法もあるのですね。お願いします」と了解しました。B看護師は準備をしてベッド上での洗髪を行いました。
　　洗髪が終わるとNさんは「とても気持ちよかった」と洗髪を評価し，奥さんも「よかったわね」と同様の評価を行っています。

ここにはベッド上での洗髪を行うまでに，いくつかの判断を行い，その判断をNさんに伝えていくノンテクニカル・スキルが存在しています。そのプロセスを経て「ベッド上での洗髪」というテクニカル・スキルを実施しました。

◉判断の根拠としての文献の活用

　B看護師がNさんにこのような看護を行ったのは，たまたまではありません。B看護師には，「治療の方向性が定まらないため，Nさんの不安が強くなっている」という判断がありました。この判断を支えているのが，ある文献でした。B看護師は学生時代に，緩和ケア病棟におけるがん患者の体験を描いた文献[5]を読み，治癒を目指す治療がなくなった患者にとって，生きていることは底の見えない沼の中を流木につかまって泳いでいる体験であることを学んでいました。

　この文献を知っていることで，治療方針が定まらないNさんの状況を，「不安であろう」と捉え，ベッドサイドでケアを行うことが不安の軽減につながるのではないかという，ケアのアウトカムを予測することができました（図1-4）。

　この看護のプロセスは初めから存在していたのではなく，B看護師は実践を通してNさんの抱えている複雑な問題を解決しようとして，自己の蓄えてきた知識を活用して状況を捉え，考えて実践しました。

　B看護師にとって，過去に学んだ文献が自己の実践の基盤になっていると気がついたことは，既存の知識と実践が統合され，自己の判断や行為が保障される貴重な機会となります。実践をする上で，既存の知識が役に立っていることを実感できると，判断や気づきに自信を持つことができます。この自信は次の実践につながっていきます。

◉ファシリテーターは根拠を意識化する問いかけを

　このとき学習を支援するファシリテーターは，「なぜ，治療方針が定ま

図1-4 ▶B看護師の実践(ベッド上での洗髪)の構造

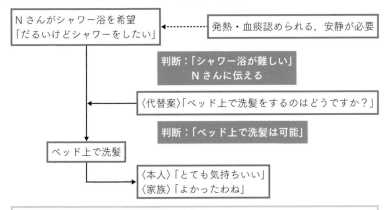

らずNさんがつらい思いをしているのではないかと考えることができた
のですか」と問いかけることが重要です。この問いかけによって，無意識
であった学びが意識化され，根拠ある実践であったという意識が看護師に
生まれます。看護師は，必ずB看護師のような判断の根拠を持っていま
す。ファシリテーターは，看護師を信じてその根拠を意識化する問いかけ
を行うことが必要です。

　なお，語りや記述を通したリフレクションのファシリテーターによる支
援については，PART 2 で詳しく解説していますので参照してください。

専門家の独自性

　専門家の独自性は，「ある理論を前提とする特殊な技能を身につけてい
る」点にあると言われています[6]。
　専門家が身に付けている理論，すなわち体系的な知の基礎は，❶専門分
化していること，❷境界がはっきりしていること，❸科学的であること，

❹標準化されていることであり，特に標準化されていることが重要です。

　つまり，実践において，ある問題が解決された時の状況が体系的な知として標準化されていることが重要であり，標準化されていないと，たまたまうまくいっただけとなり，反復したり再現できる可能性がなくなってしまいます。

　B看護師のエピソードは，看護師として標準化された"状況の捉え"を私たちに教えてくれています。この場合も，たまたまうまくいっただけであれば，熟練の専門家が身につけている知は問題の解決とは何ら関連しないことになります。

　専門家は具体的な問題に，極めて一般的な原則である標準化された原則を適用しています。だからこそ，患者が抱えている問題を解決する看護師を専門家（professional）と名づけることができるのです。

引用・参考文献 ·······

1）ドナルド・A・ショーン著，柳沢昌一，三輪建二訳：省察的実践とは何か─プロフェッ
　　ショナルの行為と思考．鳳書房，2007.
2）菱沼典子，井上智子，武田利明編著：看護の原理─ケアすることの本質と魅力．ライ
　　フサポート社，18-43，2009.
3）前掲書2），13.
4）フローレンス・ナイチンゲール著，湯槇ます監訳，薄井坦子，小玉香津子，田村真ほ
　　か編訳：ナイチンゲール著作集　第2巻─病院の看護と健康を守る看護．87，現代
　　社，1974.
5）山口厚子：終末期がん患者の生きる意味の探求─"底なし沼を泳ぎながら流木を探し
　　ている"体験．看護研究，36(5)，399-411.
6）前掲書1），22.

1.3 リフレクティブな実践家とは何か

　本節では，実践しながらリフレクティブな思考を行う看護師像について考えます。

リフレクティブな実践家（reflective practitioner）

　1.1，1.2でも紹介したショーンは，1980年代に新たな専門家像の方向性を示しました。それは「reflective practitioner」（リフレクティブな実践家）という言葉で表現されました[1]。

　秋田はリフレクティブな実践家について，「専門家の専門性とは，活動過程における知と省察自体にあるとする考え方であり，思考と活動，理論と実践という二項対立を克服した専門家モデル」[2]と述べています。ショーンはリフレクティブな実践家を，行為をしながら（経験を積みながら）探求としての思考を行う専門家と捉え，行為の最中に行っていることを考えるプロセスを紹介しています。

　例えば，アメリカ大リーグの投手たちは「自分の型を見つけるというのは，勝つという習慣をよくよく研究して，それを試合に出るたびに繰り返すようにすることだ」「自分の身体能力だけで試合をコントロールできる投手なんて，まずいない。そうでない投手は，試合状況に適応することを学ばなければならない」などと述べています[3]。

　この「試合状況に適応すること」には，どのようにバッターに投げていたのか，それがどうしてうまくいったかを意識し，これまでのやり方を変える作業が含まれるそうです。以前この方法でうまくいったという感触によって，自分は正しいことをしていると気づき，うまくいった時と同じ投

球を繰り返すのです。

　また，投手は，「勝つという習慣をよくよく研究する」とき，1.1で述べた2つのリフレクション，すなわち「行為についてのリフレクション」と「行為の中のリフレクション」を，同時に行っています。

　このようなプロセスにおけるリフレクションの対象は，「行為の結果であり，行為それ自体であり，行為の中にある暗黙的で直観的な知であり，それらが相互に作用しあったものである」[3]とショーンは述べています。「行為の中のリフレクション」については，本節でも後ほど詳しく説明します。

技術的熟達者とリフレクティブな実践家の違い

　ショーンは，技術的熟達者(technical expert)と，専門家としてのリフレクティブな実践家の違いを明らかにしています。看護の場合，技術的熟達者とは，いわゆる「ベテランナース」を意味します(**表1-1**)。

　その特徴的な点として，リフレクティブな実践家が「患者が置かれた状況において求められている自己が持つ知識に気づき，それが患者自身にとって重要で，価値があることを認識している」のに対し，技術的熟達者は「患者に自分が専門家であることを伝える一方で，患者にとって甘味料のような温かさや共感を伝える」としています。これは技術的熟達者が「他者としての患者の存在」にまだ行き着いていないことを意味すると考えられます。

経験の行き詰まりから脱却するための語り

　毎日同じような実践を繰り返すことにより，看護師は閉塞的な状況に陥ります。こうした行き詰まりは誰にも当然起きる現象です。それを意識していれば看護師は自然に「成長するためには，常に自らの実践を問う力が

表 1-1 ▶ 技術的熟達者とリフレクティブな実践家

技術的熟達者 （technical expert）	リフレクティブな実践家 （reflective practitioner）
自分では知識や理論が不確かだと思っても，専門家として体系的に学んできたことを前提に，知っているものとして振る舞う	専門家として体系的に学んできたことを前提に実践しているが，個別のさまざまな状況において，関連する重要な知識を持っているのは自分だけではないことを知っている
・患者と距離を置き，専門家としての役割を保持する ・患者に自分が専門家であることを伝える一方で，患者にとって甘味料のような温かさや共感を伝える	・患者の感情や考えに沿ってつながることを探求する ・患者が置かれた状況において求められている自己が持つ知識に気づき，それが患者自身にとって重要で，価値があることを認識している
患者の反応から，プロフェッショナルとしての自己の規定された姿があるかどうか確かめる	プロフェッショナルとしての決まりきったかかわりから抜け出し，患者との真の関係を持つことを探求する

Donald A. Schon : The Reflective Practitioner How Professionals Think In Action. Basic Books, 300, 1983 を参考に筆者作成

必要だ」と気づくことでしょう。

　人間には思考して学習する能力が備わっています。つまりリフレクションとは，全ての人が持ち得る能力なのです。看護師は，看護を行うことが日常になると，患者の状況を深く考えなくなり，ルーチンで検査や処置を行うようになり，直接的な経験には限界があることに気づかなくなりがちです。そこで，リフレクションを行うことが重要になります。

「行為の中のリフレクション」（reflection-in-action）

　日常生活の中で人は，意識しないまま自然に生じる直観的な行動をとっ

ています。同様に専門職の普段の仕事も，行為の中で暗黙裡に自己の経験を基盤として行われています。有能な看護師は，患者に起こっている日々の変化や，突発的な出来事を適切に判断することができます。しかし，その適切な判断基準を言葉で説明できないまま，あるいはしないまま，多くの判断をし，患者への対応やケアを行っています。

その一方で，自分がしていることについて，実際に起こっている最中であっても考える場合がよくあります。

例えば患者さんへの対応やケアを行っているとき，「あれ？」と思い，それが気になり，どうしてなのかと問い，暗黙のうちに知っていることを振り返ります。そのときに看護師が行っていることは，「このように判断するときの基準はなんだったのだろう」「この技術を行うとき，どのような手順があるのだろう」「この問題を解決するために，どのような枠組みを持っているのだろう」という問いを立てることです（**図 1-5**）。

このような問いを立てるとき看護師は，起こっている現象に当惑していたり，対象に興味を持っていたりすることが多いようです。看護師は起こっている現象を理解するにつれて，行為の中で暗黙のままになっていることを振り返るようになります。さらに，暗黙のままにするのではなく，それを表出して検討し，再構築を行い，次の（将来の）行為の中で，またリフレクションを行います。

この「行為の中のリフレクション」というプロセス全体が，状況の持つ不確実性や不安定さ，倫理的問題に，専門家が対応する際に用いる「わざ（artistry）」の中心部分であるとショーンは述べています[3]。「わざ」とは看護師にとって，目の前の現象にどのように対応していくかという，頭の中の出来事でもあるのです。

「行為の中のリフレクション」の構造

「行為の中のリフレクション」は，リフレクションにおいて核となる部

図 1-5 ▶ 行為の中のリフレクションのプロセス

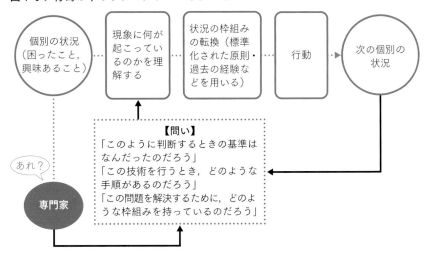

東めぐみ：リフレクション，野川道子編著：看護実践に活かす中範囲理論　第 2 版．メヂカルフレンド社，405，2016 を改変

分です。ショーンはその構造を**表 1-2** のように明らかにしています。

　この構造に沿って考えてみると，看護師が普段行っていることはこれと同じだと気がつきます。表 1-2 の❹はベナー（Patricia Benner）の熟達モデルで説明されてきたように，初心者は標準的な手順に沿って患者の問題状況に対応しますが，熟練した看護師は標準的な手順ではなく，そこに起こっている問題状況の個別性を見いだして対応していくということです。

◉臨床経験 10 年の C 看護師による「腹水穿刺を行っている患者の穿刺針の固定」に関する語り

　一例として，臨床経験 10 年の C 看護師と新人看護師とのエピソードを紹介します。以下は，C 看護師の語りです。

　　ある日の日勤時，患者 〇 さんの腹水穿刺が行われました。腹水

表1-2 ▶行為の中のリフレクションの構造

❶専門家は実践の問題を個別の事例として取り組んでいる
❷専門家はこれまでの経験との関係の中で行為を行っている(これまでの経験と無関係ではない)
❸専門家は目の前の問題状況の個別性にも注意を払っている
❹専門家は標準的な解決策につながる手がかりを探す行動をとらずに,問題状況に個別の特徴を発見しようとし,徐々に発見していった特徴から,そこでの関わりをデザインする
❺状況は複雑であり,問題を発見することの中に問題が存在している
❻問題は前もって与えられているわけではなく,専門家は問題を提示するが,必ずしも適切ではなく,問題の枠組みの作り方を検討する必要があり,その問題状況に新たな意味づけを行う

ドナルド・A・ショーン著,柳沢昌一,三輪建二訳:省察的実践とは何か—プロフェッショナルの行為と思考.鳳書房,147-148,2007 を参考に筆者作成。なお,表中の「専門家」は上記文献では「実践者」とされている。

2000 mL の穿刺が予定され,開始から1時間たった頃,○さんの状態を新人看護師と観察しました。腹部の穿刺部の絆創膏がはがれかかっているために,絆創膏を貼り直すように新人看護師に伝えました。新人看護師は丁寧に貼りましたが,○さんの腹部の隆起に沿って貼れていないために,必要以上に穿刺針とルートが張り出してしまい,○さんの体位変換時にルートが引っかかってしまいそうでした。新人看護師は「うまく固定できた」と言いました。確かに固定はできましたが,私は,腹部の隆起に沿っていないために体位変換時などに引っかかりやすいことを伝えました。

　新人看護師は「あ!」と言い,「固定することだけを考え,○さんのことを考えていませんでした」と言いました。そこで私はもう一度,新人看護師と一緒に○さんの腹部の隆起に沿って穿刺針を固定し直しました。

このエピソードでは，穿刺針を固定し直すという行為に，患者の腹部の隆起という個別性のある状況が存在しており，10 年の経験がある C 看護師はその状況に沿った固定をしていることが伝わります。「患者の腹部の隆起に沿ってどう固定するかを考える」という「行為の中のリフレクション」を，新人看護師と共に行った場面です。新人看護師は C 看護師の実践を間近に見て，標準的な固定と患者の状況に沿った固定の双方を学ぶことができたと思います。

◉状況との対話──患者の状況に沿うために思考する

　看護師は「行為の中のリフレクション」を行うために，❶膨大な情報を選別して管理する能力，❷ひらめきと推論の長い道筋を紡ぎ出す能力，❸探求の流れを中断することなしに同時に複数のものの見方を保つ能力，の3 つを活用しています[4]。この能力を駆使して，看護師は状況との対話を行います。状況との対話とは，個別性があり不確実な状況とのリフレクティブな対話のプロセスです（**図 1-6**）。

　看護師が普段行っている一見なんでもないやり方には，直観的に「この方法は患者にとって重要なものである」と認識する思考のプロセスが存在していると思います。

　また，個別の状況の中に，その状況特有のパターンを見いだし，さらに「いったい何が起こっているのか」という深い探求を行って問題を解き明かそうと試みます。この思考が「評価，行為，再評価」を通じてらせん状のプロセスを経ることで，個別で不確かな状況を変化させることができるのです。

　そのために看護師は，「今，目の前にある状況を理解する」→「状況を解決しようとする」→「新しい現象を顕在化させる」→「本当にそれでいいのかと探求する」→「状況への自分の理解が進んでいることを確かめる」→「同時にその状況に関する自分の経験を修正し，新しい状況を描き出す」という行動をとります。

図1-6 ▶状況との対話

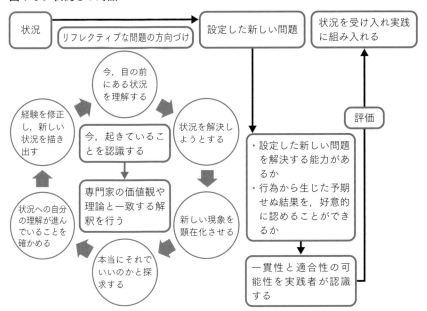

東めぐみ：リフレクション．野川道子編著：看護実践に活かす中範囲理論　第2版．メヂカルフレンド社，407，2016 を基に作成

　先のC看護師の腹水穿刺時の固定のエピソードについても，同様に説明できます。穿刺針が抜けないようにマニュアル通りに固定するという新人看護師の行為よりも，先輩のC看護師から学んだ，患者の腹部の隆起に沿って固定する方法の方がより患者によい状況を生み出すという知識が，次の実践につながったことが分かります。

　こうして看護師は，今，起きていることを認識し，自分が基礎教育において学んだ「患者の状況に沿った個別性のある看護」とは何かを実践の中で学び，受けてきた教育による価値観や理論と実践とを一致させていくのです。

　このように看護師は，状況に応じて対応することを学びながら，新たな枠組みを知り，患者個々に沿った実践を繰り返し，自己のパターンの転換

を行っています。

◉遭遇した患者の状況を新しい問題として解決する

　次に看護師は，前述した「状況との対話」において設定した，新しい問題(遭遇した患者の状況)を解決する能力が自分にあるかどうか，行為から生じた予期せぬ結果を好意的に認めることができるかどうかによって，新たな問題を評価します(図1-6)。

　ショーンは，状況とのリフレクティブな対話のプロセスについて，**表1-3**のように述べています。看護師は患者との関係において，自分が見いだした観点がその問題状況に則して一貫性のあるものであるかを確認し，患者の状況とのリフレクティブな対話を継続します。このリフレクティブな対話を継続する能力こそが，状況を捉え直して問題の核心に近づくことを可能にするのです。

表1-3 ▶ショーンによる状況とのリフレクティブな対話のプロセス

---

❶状況の問題を設定し，問題を解決しようと試みる。
❷その問題の枠組みを転換させ，状況を再形成する。その際，状況の中に入り込み，自分自身がその状況の一部になる。
❸手立てを講じる・結果を見いだす・意味づける・評価する・さらに手立てを講じる，という行為の組み合わせを通じて，転換した枠組みを状況にあてはめる。さらに，講じた手立てを組み合わせる中で，状況を理解し，問題を解決し，機会を利用する。
❹枠組みを転換した問題に取り組み，その取り組みからどのような結果や意味が引き出されるかを明らかにする試みを行う。
❺実践者が講じる手立ては，状況に新たな意味を与え，予期せぬ変化をもたらす。つまり，状況は過去を物語り，実践者はそれに耳を傾ける。そして聞こえてきた事柄を理解しながら，再び状況の枠組みを転換する。

ドナルド・A・ショーン著，柳沢昌一，三輪建二訳：省察的実践とは何か─プロフェッショナルの行為と思考．鳳書房，149-150，2007を基に作成

以上，リフレクティブな実践を行う看護師像について考えました。「行為の中のリフレクション」は，リフレクションの核心部分であり，患者の状況に沿ったケアを実施するときに看護師が行っていることです。しかし，これを言語化するのは容易ではなく，看護師の優れた実践は埋もれてきました。「行為の中のリフレクション」は特異なことではなく，看護師が熟練していくために必要なことであるとともに，多くの看護師の実践の中に存在して患者へのよりよいケアを生み出していることを認めたいと思います。

引用・参考文献
1）ドナルド・A・ショーン著，柳沢昌一，三輪建二訳：省察的実践とは何か—プロフェッショナルの行為と思考．鳳書房，2007.
2）秋田喜代美：解説　ショーンの歩み．ドナルド・ショーン著，佐藤学，秋田喜代美訳：専門家の知恵—反省的実践家は行為しながら考える．ゆみる出版，215，2001.
3）前掲書1），50-58.
4）東めぐみ：リフレクション．野川道子編著：看護実践に活かす中範囲理論　第2版．メヂカルフレンド社，405-407，2016.

1.4 リフレクションによって 経験を知恵に結実させる

本節では，経験が実践で活用できる知識につながることと，そのための方法を考えてみたいと思います。

実践の捉え方

まず，看護師の実践とは何かを考えることから始めたいと思います。実践(practice)には，さまざまな意味が存在します[1]。

例えばピアノの演奏者であれば，ピアノがうまく弾けるように繰り返し練習する実践と，その成果としてコンサートで演奏する実践があります。ピアノの演奏者はこの2つの実践を通して多様なバリエーションを経験し，自分の実践を練習することで，予測や技術のレパートリーを発展させることができます。練習を通してモーツァルトを探求し楽曲への理解を深めるでしょうし，コンサートでは会場の雰囲気や，観客の突然の大きな咳，楽譜がうまくめくれなかったときなど，遭遇したことにどう対応していけばいいかを学びます。

こうして実践が繰り返され，状況に対応できるようになると，実践者は徐々に実践中に遭遇するさまざまなことに驚かなくなります。そのため，実践が熟練していくに従い，無意識的，自動的に振る舞うようになると言われています。

◉学習や経験の積み重ねを"慣れ"と捉える看護師

看護師は複雑で不確かな状況でケアを提供しており，日々，驚きや困難，混乱を経験します。目の前の患者を観察し，状況をアセスメントし，

何が起こっているのか検討を重ねます。この探求的な取り組みは，看護過程そのものが探求的であることを意味し，この探求的な取り組みによって現象についての新しい理解とその理解に基づく実践を行うことができ，患者の変化を生み出します。

　また，看護師はすでに確立している理論や技術だけに頼るのではなく，実践しながら考えることを通して，目の前の患者に対する新たな経験をし，自分なりの理論を構築するのです。

　科学的なアプローチや看護理論を苦手と感じる看護師が少なくないのは，日々の実践を「学習」や「経験の積み重ね」といった重要な事柄であると捉えずに，"慣れ"と捉えてしまうからではないかと思います。

　次のエピソードは，実践の場を離れて，自分の体験を振り返る場(研修)で看護師によって語られた内容を，私が再構成したものです。

◉新人看護師の清潔操作の練習に関するエピソード

　以下に，新人のD看護師の清潔操作についての語りを紹介します。

　私は手術室に配属になって2か月目です。最近，印象に残ったことは清潔操作です。術中に使う器械をパッキングされた袋から取り出す際，どうしても不潔になりやすく，先輩に注意されることが続きました。なぜうまくできないのかと落ち込んでいたところ，プリセプターの先輩から「私のやり方とあなたのやり方のどこが違うのかを考えてみたら」と，アドバイスを受けました。私は必死で先輩の方法を観察したり，どうやっているのかを尋ねました。その結果，先輩は器械のどの部分が重いか，どの部分が丸いかなど，器械の形状や重さを考えて袋から取り出していることが分かりました。私はまだ上手には取り出せないけれども，経験からどのように学んでいけばいいのかが分かり，何回も練習することができました。

上記のようなエピソードは珍しいことではなく，看護師にとって実践の核となっています。滅菌されたパッケージから器械を取り出すことは，看護師にとっては慣れ親しんだ当たり前のことなので，「学習」や「経験の積み重ね」といった，重要な事柄として認識されていないのが現状です。このような操作を“慣れ”の一言で伝えてしまうために，看護の知識を伝え合っていることに気がつかなくなってしまいます。多くの実践者は暗黙的に実践を行っているため，実践しながらあれこれと考えていることに気がつきにくくなっています。

　D看護師は，先のエピソードを研修で語る場を得ることによって，「先輩から多くのことを教えてもらっている」という気づきを得ました。それまでは「たくさんのことを言われて追いつかない」という思いもありました。

　自分自身の行為について，実践の場を離れた静かな時間の中で思いを巡らせ，現象をどのように理解していたのか，自分は何をしたのかと探求する時間が必要です。その時間を確保することにより，看護師はゆったりと思索し，将来の実践に備えて努力する方法を得ることができます。

深いレベルの学習と知恵の生成

　看護師は直面する状況の中に，「すでに知っている知識」や「過去の経験からの学び」が存在していることを認識して，実践の場で活用しています。同時に，効率よく仕事をしたり，ケアの質を担保したりする上で，看護師は各施設による業務基準や業務手順をもとに実践を行います。このように原理原則を学び実践しながら，より長期的な創造的適応力[2]を身につけることが看護師にとって重要です。

　看護師は原理原則を守りながら患者の状況に沿って，根拠を持ち即興的に考え実践します。最終的には，実践するときに，よって立つ意味をよく考えて，自分自身の原則を生み出していくことが大切なのです。

看護師は実践を重ねる中で，過去の経験からこういう場合はこうすれば
いいというパターンをつくり出しています。過去の経験と目の前の状況と
の比較を行うことで，類似点や相違点を見いだし，パターンを増やしてい
るのです。先の D 看護師が語ったエピソードにおける手術室のプリセプ
ターも，たぶん清潔操作を先輩の方法から学び，実践し習熟してきたと考
えられます。そして，その経験を D 看護師に伝えたのです。

　一方，新人看護師など経験の少ない看護師から「なぜそうするのか」と
問われたときに，「ここのやり方だから，とにかくその通りやればいい」
と模倣を強いる先輩看護師からは，実践の知識を学ぶことはできません。

　模倣を強いるのではなく，自分が行っているケアの意味や特定のやり方
をしている理由を伝えることで，「本当にそれでいいのか」という深いレ
ベルでの「学習」が生まれると言われています。

　これがリフレクションの 1 つの目的である知恵の生成であり，看護師の
パターンのレパートリーを増やしていくプロセスです。つまり看護師は，
すでに知っている知識や経験を基盤として患者の個別の状況に対応し，自
らの実践をリフレクションすることで，新たな知識を生み出しているので
す。

◉臨地実習指導において学生の気づきを促した実習指導者の問い

　次に，問いかけの重要性を，実習指導者である E 看護師のエピソード
で見ていきましょう。以下は E 看護師の語りです

　　患者 P さんは脳梗塞により，ADL は全介助が必要な状態でした。
　実習 3 日目の看護学生が，実習指導者の私と一緒に，A さんをベッド
　から車いすへの移乗を介助することになりました。
　　P さんは感情を表情に出すことが少なく，学生はコミュニケーショ
　ンをとることを困難に思っていました。
　　P さんは車いすに移乗すると，にこやかでうれしそうな表情になり

口数が多くなりました。学生は「Pさんは昨日と表情が違います」「あんなにお話ができるとは思いませんでした」と，Pさんの変化に気がつきました。

そこで私は「Pさんになぜ変化が見られたのだろうか」「あなた（学生）は，なぜPさんの変化に気がつき，何を感じたのか」という問いを投げかけ，一緒に考えました。

学生は「Pさんは表情が乏しく，話をしない人だと勝手に思い込んでいました」「全介助が必要な人であると，Pさんのできないことに注目していました」と，患者の捉え方や理解が一方的であったことや，そのような自分自身の傾向にも気がつくことができました。

これらを通して学生は，Pさんの変化に気がつくことができ，車いすへの移乗がPさんにとって重要な意味を持つと，学ぶことができました。

このように，E看護師から看護学生への問いかけは，患者の変化に気がつくことの大切さを，確かな学びへと導いていることが分かります。

◉E看護師が指導場面を学習する場を創る

この事例は，実習指導者のリフレクションの場である臨地実習指導者会（以下，指導者会）で語られました。E看護師は自己の指導場面を経験談として発表したのでした。私は，指導者会のファシリテーターを担っていました。

指導者会の検討では，「学生の気づきを促す関わりがなぜできたのか」を，参加者が知ることが重要です。そこで私は，E看護師に「なぜ，学生に問いを投げかけたのですか」と，E看護師自身に焦点を当てる形で質問しました。E看護師は「学生がPさんに対して『○○をしてあげる』というスタンスであったことが気になり，一見，表情が乏しいと感じられるPさんに対し，『車いすに移乗する』という環境の変化を支援する大切さ

と，それによる P さんの変化に気がついてほしかったからです」と述べました。

　E 看護師が看護学生に問いを投げかけたのは，「P さんの変化の理由に気がついてほしい」と考え，「気がつくことによって，学生は P さんへの理解を深め，思い込みにも気がつくことができるのではないか」と推測していたからでした。

　E 看護師の発言を受けて，同席していた初心者の実習指導者は以下のように語りました。「『学生が患者さんの変化に気がつく場を創ることが，指導者にとって大きな役割であること』を学びました。この学びから，学生が P さんの変化に気づいた時に，学生に対しての『P さんになぜ変化が見られたのだろうか』『あなたは，なぜ P さんの変化に気がつき，何を感じたのか』という問いにつながったのだと気づきました」

　このように，指導者間において，学生への教育的な関わりへの学びを得ることができました。

◉ **実践を言葉にして，共有すること**

　E 看護師の経験談とそれを共有する場の意味については，SECI モデル[3)]で説明することができます（**図 1-7**）。SECI モデルは，ナレッジ・マネジメントのモデルであり，まだ言葉化されていない経験を言葉に置き換えていく，すなわち暗黙知を形式知に変えていく連続したプロセスを説明しています。

　E 看護師の指導場面の経験を言葉にし，そこから何を学べるか（実践に活かせるものは何か）を捉えて，居合わせたメンバーで共有していくために，ファシリテーターが「ここ」という場面を切り取り，発問し，何が学べるのかを共有する場を作っています。

図 1-7 ▶ SECI モデル
「個人の知識を組織的に共有し，より高次の知識を生み出す」ということを主眼に置いたナレッジマネジメントのフレーム

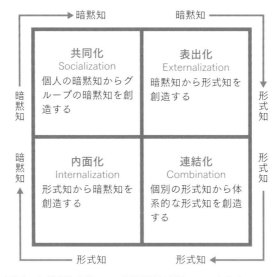

野中郁次郎，竹内弘高：知識創造企業．93，東洋経済新報社，1996 を改変

自信となる「持論」をつくる

　「持論」(セルフ・セオリー)とは，実践家が暗黙知を暗黙知のまま放置せずに，言語化して形式知にしたものです。経験を積むほどに人は自ら持論をつくり出します。

　一方，看護の現場のように混沌とした現場に身を置いて，次々に起こる問題に対処し行為と内省を繰り返していると，いったい自分が何をしているのか，何を目指しているのかが分からなくなり，「問題の場当たり的な解決者」[4]になります。

　多くの経験を積んだ看護師たちからよい経験を引き出し，それを既存の知識や理論で裏付けをしていくことが，ファシリテーターの重要な役割で

あり，1人ひとりの看護師にとって信頼できる持論，または自信となる持論の形成につながるのだと考えます。

看護師の世界ではよく見られる「うちのやりかたはこうだから」という模倣の押しつけから，自分の経験や考え方を双方が持って検討し合う共同学習の場づくりへの発展は，相互の発達を促進するばかりでなく，組織における成長観をより確かなものにしていく方策ではないでしょうか。

一方，看護師は「凝集性の高い(チームで仕事をしている)集団」であるという特性から，つい部署の考え方に適応してしまい，いつの間にか，狭いものの見方や考え方に陥っていることがあります。

そこで重要になってくるのが，自分自身の経験だけに頼るのではなく，他者の意見を聴いたり，リフレクションにより経験からの内省を行ったりすることです。それらの内容を，文献等の既存の知識(理論)とうまく突き合わせて，自分なりの根拠を持って考えを発展させ，持論をつくっていくことが必要です。

暗黙知を暗黙知のままに放置せずに，言語化して形式知(持論)にすることによって，他者に伝えることもできます。それは，経験の中から学び合う貴重な経験となり，仲間の存在の大切さを感じる機会にもなります。そして，患者の大切にしているものと向き合うことにもつながると考えます。

看護師にとっての新たな満足感

ショーンは実践から学ぶ看護師を，実践の中の研究者(research-er-in-practice)と表現しています[5]。自分のケアが患者にとってどのような意味があるかを知ることによって，自己の学びや，自己教育を継続的に進めることにつながるのです。

看護師は，自分自身の実践を探究することで，看護のパターンを得ています。初めて出会った患者であっても，過去に似たような状況を経験して

いないか瞬時に思いを巡らせて，目の前の現状に関わろうとします。

　しかし，今までこうやってきたからこれでいいと，なじんできたことに満足するのではなく，こうやったらどうかなと，新しい能力を得るために自分を開いていくことが大切です。看護師にとっての新たな満足感は，そのほとんどが実践からの発見によって生まれるのです。その発見とは何かを考えてみると，「自分のケアが患者にとって何を意味するのかを知ること」であり，それは実践を振り返ることによって得られる「知」なのです。

　実践の中の研究者としての看護師は，新たに状況を捉えることができるようになります。これまでの自分のやり方に固執するのではなく，また，自己防衛をするのでもなく，むしろ新たな取り組みを行うことができる存在として，新たな自分を見いだすことができます。

　リフレクションによって，自分の看護に意味を見いだすことを知っている看護師(リフレクティブな実践家)と，そうではない看護師(技術的熟達者)とでは，実践における満足感や，能力に対する要求が異なるのだと思います(p.24 表 1-1 参照)。

　患者にとって必要なのは，記録のために情報をほしがり，知ることだけを求めている看護師ではなく，患者が看護師のよいと考える方法を望まないとき，それがなぜなのかを理解する努力を行う人です。それは，看護師にとってよいとされる方法だけを押し付けるのではなく，状況に沿って別の方法を用いることに恐怖心や面倒くささを抱くことなく，関心を注いでくれる人だと考えます。

　このように，原理原則によって立つ意味をよく理解し，その意味を探求し，原則を自ら生み出すことが，リフレクティブな実践家の真骨頂とであると金井は述べています[2]。

実践から新たなものを得るための「二重ループ学習」

　次に，看護師が新たなものを実践から得るためにはどのような学習を行えばいいのか，考えてみましょう。

　p.38 では看護師の持論の形成について述べましたが，自分の持論が凝り固まっていることに気づけたり，凝り固まった状態に陥らないようにするためには，二重ループ学習(double-loop learning：**図 1-8**)が活用できます。

　二重ループ学習は，学習しながら学習のやり方そのものを問い，やり方はこれでいいのかという省察につながる，フィードバックループ(図1-8の左半分)がある学習方法です[6]。この考え方は本来，アージリスがショーンとともに，組織がどのように学習するかについて明らかにする中

図1-8 ▶ 単一ループ学習と二重ループ学習

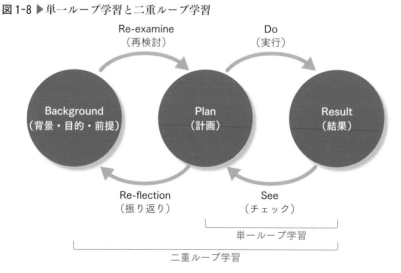

Argyris C, Schön D：Organizational learning: a theory of action perspective. Jossey-Bass, San Francisco, 1978 を参考に作成

で生まれたものですが，個人レベルの学習にも参考になると言われています。

リフレクションにおいても，自分のこれまでの方法を，「本当にこれでよいのか」と問うことが求められています。この二重ループ学習を知っていると，常に「自分の方法はこれでいいのか」という，思考を意識することができると思います。

逆に，単一ループ学習(single-loop learning)は，これまで学習してきたやりかたを，その方法が通用しなくなってもやり続ける，閉じた学習方法を意味します。この学習には，学習のやり方そのものの正しさを問う，フィードバックループがありません[2]。

「なぜ，そのやり方をするのか」と問われたときに，「私の思う通りにやっている」と答えるのは，単一ループ学習を行っているということになります。それらのやり方の多くは，看護師が自らの実践の中から生み出した大切なものです。

しかし，看護師は，看護師がいいと思うことを「こうやってほしい」と患者に強いるのではなく，まずは患者の方法を認めることが大切です。その上で二重ループ学習のやり方を活用して，患者が「自分はなぜこの方法を行うのか」「この方法でインスリンを効果的に注射できているか」など，「これでいいのか」というリフレクションにつながるフィードバックループを活用した関わりを行います。これによって患者は新たな気づきを得ることができ，その気づきから看護師は新たなケアを創造することができます。

また，患者自身が行っている療養行動の真の意味や，特定のやり方をしている理由を看護師自らも省察し，その過程において，今までのやり方で本当に正しいのかという，深いレベルでの学習が生まれるように支援すると，共同の知が生み出されます。これによって患者も看護師も，共に患者の体験から学ぶことができると考えられます。なお，リフレクションにおいて，学習者に問いを投げかけることについては，2.4で紹介しています。

引用・参考文献

1）ドナルド・A・ショーン著，柳沢昌一，三輪建二訳：省察的実践とは何か――プロフェッ
ショナルの行為と思考．鳳書房，62-63，2007.

2）中原淳，金井壽宏：リフレクティブマネージャー――一流は常に内省する．光文社新
書，122-134，2009.

3）野中幾次郎，竹内弘高：知識創造企業．91-93，東洋経済新聞社，1996.

4）前掲書3），119-122.

5）前掲書1），137.

6）Argyris C, Schön D : Organizational learning: a theory of action perspective. Jossey-
Bass, San-Fransisco, 1978.

1.5 リフレクションのスキルとしての 「自己への気づき」

　本節では，リフレクションのスキルとしての「自己への気づき」について考えてみます。

リフレクションを行うための5つのスキル

　リフレクションを行うために，私たち看護師にはどのようなスキルが必要でしょうか？

　リフレクションのスキルとは，「看護師らの自身の深い自己への気づきと優れた批判的に分析する能力」であり，「同僚を力づけ実践に変化をもたらす試みを通じて総合し，評価に努める能力」と言われています[1]。

　また，専門的実践に従事しながら，その中で思考し行動の意味を自分自身に問うためには，スキルを発展させる必要があります。リフレクティブな実践を行うためのスキルを発展させる目的で，看護師の資格を取得する前の学生に対して教育を行う必要性について述べた論文もあります[2]。看護師となってから，実践での経験を積み上げていく過程には，なくてはならないスキルであると考えます。

　リフレクションのスキルとは，一度，事例を振り返っただけで得られるものではなく，実践を通して時間をかけて徐々に獲得していくものです。アトキンス(Sue Atkins)は，リフレクションを行うためには，❶自己への気づき，❷説明(記述)，❸批判的分析，❹総合，❺評価，という5段階のスキルを身に付ける必要があるとしています[1]。なお，この5段階のスキルは1.6で詳しく解説します。

スキルとしての「自己への気づき」

　前述した5つのスキルの中でも「❶自己への気づき」とは,「信念や価値観, 性質, 強み, 限界を含む自己の特性について知っていること」であり, その気づきの中には「社会的自己」をも含んでいます[1]。社会的自己とは, その人が教育経験や仕事など, どのように社会性を経験してきたかを意味し, 他者が自分に影響し, 自分も他者に影響を与えていることを示しています。

　私はこれまで, 自己への気づきとはリフレクションを行うことによって得られるものと捉えていました。しかし, 自己への気づきをリフレクションのスキルとして捉えると, より主体的に自分を知ることにつながるのかもしれないと思うようになりました。つまり, 自分の感情や信念, 価値観がどのようなものなのかを知るためには, 自分に気がつく力を持つことが必要であると言えます。

　自己の考え方や患者の捉え方が硬直していると感じたときなど, 自分の信念や価値観, 態度などが他者にどのように影響しているかを, 今一度考え直してみましょう。リフレクティブな実践家であるために, そうした意識づけを自分自身で行わなくてはなりません。

「自己への気づき」の限界

　私たち人間にとって, 自分を他者によりよく見せたいと思う気持ちを持つのは自然なことです。一方, よりよく見せたいという気持ちが, 独自の考え方や仮説を伴って, 自分を客観的に見る能力の妨げになることもあります。

　自分がどういうものの見方をして, こういう状況のときにはこう反応する, などといった自分への見方に正直であるためには, 勇気と自信, ある

程度の成熟，他者の支援が必要です。

　他者からのフィードバックによって，自分が成長したと実感した経験がない人は，ちょっとしたアドバイスを「指摘された」「言われた」と捉え，アドバイスをした人の意図を汲むことなく，攻撃的になることがあります。自己を防御するために，自分で自分に線を引いてしまい，硬くなったスポンジのように，アドバイスを自分のものとして吸い上げることができません。

　その結果，他者との関係構築がうまくいかず，古い考え方のまま，取り残されてしまうことになります。

フィードバックは成長を確かなものにする

　私たちは「成長」という言葉を好んで使います。私もその1人ですが，では，何をもって大人が成長したと言えるのでしょうか？　大人の成長は目に見えにくいものです。

　大人は，自ら意識してフィードバックを求めるか，今が節目だと思うときにしっかり実践を内省し，経験の意味を探らないと，成長に気がつかない，と金井は述べています[3]。

　実践を積んで経験が豊かになり，リーダー的存在になるほどに，フィードバックしてくれる存在が減っていきます。指導者層には，看護師がそれぞれの立場においてフィードバックを得ることができる環境を準備することが求められます。

ネガティブとポジティブのバランスを図る

　私たち看護師の実践現場は，複雑で不確かで雑多です。リフレクティブな実践を行うために，自己に気づき，それを維持することは，多大な努力と精神力が必要になります。

ネガティブな経験は時に，心の底に沈み，長い間，沈黙となって積み重なることがあります。それが違和感や不全感となって「どうすればよかったか」という問いにつながっていきます。

　過度にネガティブなリフレクションは，効果的でなくなる場合があることを，認識しておくことが重要です。そのため，まずは患者に何らかのポジティブな反応が見られた場面を振り返ることから始めたほうがよいと私は考えています。

「自己への気づき」の考察── F看護師の語りから

　次にF看護師の研修での語りを紹介します。

> 　患者Qさんは50代の女性。乳腺腫瘍の診断を受け，乳房全摘出術後に約3年間の化学療法を施行。今回は突然の呼吸困難感で入院しました。検査の結果，頸部，腋窩リンパ節転移増大による気道圧迫があり，化学療法から緩和療法へと治療が変更されました。
>
> 　Qさんは「せっかく頑張ってきたのに。いよいよこの時が来たという感じ」と言い，DNAR（do not attempt resuscitation）を希望されました。夫と2人暮らしであり，夫もQさんの考えを尊重していました。
>
> 　私は，Qさんの治療がこのようにギアチェンジしたことで，症状コントロールとともに，精神的なケアを十分に行うことが必要であると考えていました。
>
> 　Qさんには症状緩和のため，胸水穿刺と心嚢ドレナージが行われ，また，がん性疼痛に対し，医療用麻薬の使用を医師が提案しました。しかしQさんは「絶対にそれは使いたくない。痛みは我慢する」と，使用したくない意向を強く示しました。私はなぜ使用したくないのかと疑問に思い，「理由を教えていただけませんか」と尋ねまし

た。すると，Qさんは「怖いから」とそっぽを向いてしまいました。

　胸水穿刺などを行っても，なかなか症状緩和には至らず，自覚症状の改善は見られず，医療用麻薬の使用が必須な状況であると私は判断しました。

　ある日，私は担当看護師であることを伝えてあいさつした後，Qさんに処置の労をねぎらった上で，医療用麻薬の使用についての話をしてもいいかと確認しました。Qさんは「いいですよ」と言ってくれたので，「今のQさんのつらさや様子を見ると，医療用麻薬の使用が必要な時期だと思います。お薬について不安なことや，Qさんの考えていることを私に教えてほしいです」と，Qさんの思いを共有したいことを伝えました。

　Qさんは以前に手術で医療用麻薬を使用した時に，せん妄による幻視や幻聴が強くとても不安だったことや，自分が自分でなくなってしまうようで怖かったことを，涙を流しながら話してくれました。

　私は「話してくださってありがとうございました」と，思いを共有したことを伝え，「共有してくださったQさんの思いを，医師に話していいですか」と確認しました。そのときQさんは「いいですよ」と言いました。しかし，その後に医師が，適切に医療用麻薬を使用したいと伝えると，Qさんは「私には使わないでください」と言い，結局，意思は変わりませんでした。

　その後，Qさんは徐々にADLが下がり，呼吸状態が悪化し，意識レベルはクリアでありながら身の置き所がない状態になりました。

　私たち看護師はポジショニングや，リラクゼーションを期待したマッサージや，病室環境の工夫などを行いました。そして，その数日後，Qさんは静かに永眠しました。

　Qさんの意向を尊重しましたが，一方で医療用麻薬を使用しない状況で苦痛の中で過ごさせてしまってよかったのかと，心にざわざわした感じが残りました。もっと，医療用麻薬を使用するように，何度

　F看護師は看護リフレクションの研修で,このように事例を記述し,グループメンバーに語りました。F看護師の語りを受けてメンバーからは,「Qさんのことを考え,その対応もしっかりとしていて,がん患者への看護に精通している看護師だと思う」という意見が出ました。

　それでも,F看護師が「これでよかったのか」と,繰り返しグループのメンバーに問う場面があり,ファシリテーターとして関わっていた私は,F看護師のQさんとの関わりを検討し,F看護師が何を支援したのかを一緒に考える必要性を感じました。

　そこで,F看護師にいくつか問いかけをしました。

ファシリテーター：Fさんはこれまで,がん患者さんが緩和治療にギアチェンジし,医療用麻薬によって痛みが緩和できるケアを経験してきたのでしょうか？

F看護師：はい。がん患者さんが多くいる病棟に勤務し,医療用麻薬を適切に使用することで,QOLが保たれる患者さんを多く見てきました。医療用麻薬を使うことで,症状コントロールができると考えています。

ファシリテーター：Fさんがそういった経験のもとにQさんに関わっていることが,語りからうかがえました。しっかりとQさんに向き合う姿勢があると感じました。

F看護師：医療用麻薬の使用は悪いことではないとQさんに伝えたのですが,Qさんは使用しませんでした。麻薬を使用すれば症状が緩和でき,あのように身の置き所がない苦しさを味わわなくてもよかったのではないかと,今でも思います(と言って涙ぐむ)。

ファシリテーター：Qさんの症状を思うと，医療用麻薬は必要だったのですね。でも，Qさんは選択しなかった。

F看護師：以前の手術での経験が，ずっとQさんの中にあったようです。その思いを聴くことができ，理解はできたのです。医師に伝えてもいいかと聞いたとき，いいと言ってくれたので，医療用麻薬を使用すると思っていたのですが，結局，使用しなかったので，それもショックでした。

ファシリテーター：これまで，医療用麻薬を使用したくないという患者さんをケアした経験はありますか？

F看護師：これまでは断る患者さんはいませんでした。その人に合った量を使って，症状をコントロールしていました。

ファシリテーター：これまで，医療用麻薬を断る患者さんの対応を経験したことがなかったのですね。Fさんにとって，医療用麻薬を使うことが，患者さんにとってよりよいことであったということでしょうか？

F看護師：ええ。そう思います。

ファシリテーター：では，Qさんにとって医療用麻薬の使用は，どういうことだったと思いますか？

F看護師：……（数秒沈黙）過去の手術での経験があったので，無理に使うことはQさんにとって，必ずしもよくなかったかもしれません。でも，身の置き所のない苦痛を味わわせてしまいました。どうしたらよかったのか。

　私は，F看護師が"医療用麻薬を適切に使うことが，患者さんにとってよいことである"という考え方について，"本当にそうなのか"という批判的な視点で考えていないことに気がつきました。そこで，Qさんの立場に立って考えてみることにしました。

　ファシリテーター：Fさんは医療用麻薬を選択されなかったQさん

に対して，マッサージ，環境調整など，できる限りのケアを提供しています。Qさんはマッサージを受けることで，苦しくても，看護師から大切にされているという感覚を持てたのではないでしょうか。そのことを踏まえると，Fさんは「Qさんが医療用麻薬を選択しない」ということを支えたのではないでしょうか。

このように，最後にあえてF看護師とは異なる見方での考え方を示してみました。F看護師は大きく目を開き，「あっ」と言いました。そして，「"Qさんが医療用麻薬を選択しない"ことを支えたとは考えなかったです。そう考えることができるのですね。目から鱗です……」と言って，再び涙ぐみました。

F看護師とのやり取りを聞いていたグループのメンバーは次のように発言しました。

「Fさんは，Qさんの医療用麻薬を使いたくないという思いを聞き，それを共有したいと言っていて，説得するようなことはしなかった。Qさんの"医療用麻薬を選択しない"という思いを尊重したケアだったと思う」

がん患者さんへのケアを積み上げたF看護師が，自己の実践に新たな気づきを得た瞬間でした。

F看護師はリフレクションによって何に気がついたのか

F看護師は問いかけに応えるうちに，自分が「Qさんが医療用麻薬を使用しないという選択を支えた」ことに気がつきました。

F看護師は経験を積む中で，医療用麻薬を適切に使用することが患者にとって最良の選択であるという，思考の枠組みができあがっていたことになります。決して悪いことではなく，ほとんどの患者が，医療用麻薬を使用することで，症状コントロールがなされていたのだと思います。しかし，F看護師は，医療用麻薬を使用することが適切であるという，ステレ

オタイプな考え方にいつの間にか陥っていたのではないでしょうか。その
ため，Qさんのように医療者の考えの枠に沿わない患者がいた場合，医
療者にとっては適切な治療やケアができなかったという後悔や疑念が残る
のです。

　F看護師の気づきは，経験を積む中で培ってきた「自分がよいと思う看
護」に適応しない状況に出会ったとき，ファシリテーターからの問いかけ
によって，患者との対話をリフレクションすることで生まれたと思いま
す。

引用・参考文献

1）Sue Atkins, Sue Schutz：リフレクティブな実践のためのスキルの発展．クリス・バルマン，スー・シュッツ編，田村由美，池西悦子，津田紀子監訳：看護における反省的実践　原書第 5 版．看護の科学社，31-67，2014.

2）松永麻起子，前田ひとみ：臨地実習のリフレクションから導かれた看護学生の気づきと批判的思考態度に関する研究．日本看護学教育学会誌，1(23)，43-52，2013.

3）中原淳，金井壽宏：リフレクティブ・マネジャー――一流は常に内省する．光文社新書，122-130，2009.

1.6　看護リフレクションに必要な理論と枠組み

看護リフレクションに活用できる理論や枠組みはいくつも開発されています。本節ではその中から，私が参考にしてきた看護師のリフレクションや，臨床という学習の場の理解に有用な理論と枠組みを紹介します。

リフレクションの5つのスキル

1.5でも述べましたが，アトキンスは，看護師がリフレクティブな実践家となるための準備として，次のようなスキルを身に付ける必要があると述べています。❶自己への気づき，❷説明（記述），❸批判的分析，❹総合，❺評価の5段階のスキルです[1]。

このスキルによって，私たち看護師は，自身の実践を批判的に分析するができます。これは同時に，実践に変化をもたらす思考のフレームでもあるのです。以下に5段階のスキルのポイントを紹介します。

❶自己への気づき
自身の信念や価値観，性質や強み，限界など「自己の特性」に気づいていることです。

❷説明（記述）
患者とのかかわりの状況や出来事を思い起こすときに用いるスキルです。話し言葉や書き言葉，時には図になることもあります。

よい説明とは，1つの状況を，相手に伝わるように分かりやすく述べたものです。その場に居なかった人が，状況を思い起こすことができるよう

に具体的に記述します。

❸批判的分析

　リフレクティブな実践にとって主要なスキルです。起こっている状況を「本質」と「構成されている要素」とに分けて，それらがどう関連し合っているのかを見ていきます。「批判的」という言葉は欠点を見つけるというネガティブな意味合いを連想させますが，決してそうではありません。構成要素を強みと弱みの両面から検討するプロセスになります。つまり，弱みを見つけることは強みを見つけることにつながる建設的なプロセスでもあるのです。

　また，批判的分析と批判的考察には感情の側面が関係しています。信念や価値観，感情を私たちが認識することは，患者へのケアにおいてポジティブな効果をもたらします。

❹総合

　総合は，分析の対義語として説明されることもあります。上述した批判的分析で明らかになった個別の要素を一貫した統一体として，再度，構築することを意味します。これによって私たちの実践は創造的になり，それゆえに看護はアートと呼ばれるのです。

　看護実践ではしばしば，看護計画の修正が行われますが，個々の看護計画は電子カルテ上だけではなく，患者の前に立つ看護師の頭の中でも行われます。この「患者状態に応じた看護計画の修正」という行為を，意識的・意図的に行うことができるように，リフレクションを行い，新しく獲得した知識や感情，態度を，それまで持っていた知識や感情，態度と統合するためのスキルを身につけていくのです。

❺評価

　臨床実践において，患者へのケアが予測されるアウトカムに到達したか

どうかについて，モニタリングや査定を行いますが，看護リフレクションの場でも自身の実践は最善の看護だったのか，相互に評価を行います。

　評価という言葉は，しばしばネガティブな印象を私たちにもたらします。しかし評価は，専門家教育において，また経験から学ぶリフレクティブな実践を身につけるために，重要な構成要素なのです。他者からのアドバイスや自分と違った視点や意見を取り入れる機会であり，実践の意味を自己評価することにもつながります。評価は自分を苦しめるものではなく，未来に向けてのポジティブなものであると捉えることが重要です。

コルブ，ギブスによる
リフレクティブな実践・経験学習に関連する理論

◉コルブの経験学習モデル

　コルブ(David A. Kolb)は「学習とは，経験を重ねることによって知識が創造されていくプロセスである」と定義しています[2]。また「知識とは，経験を得ることを積み重ねることの結果であり，経験が知識に変化するのである」とも述べています[2]。

　コルブはショーンの学説や自身の考えをもとに，1984年に「経験」「省察」「概念化」「実践」という4つのステージからなる「経験学習モデル」(experimental learning model)を開発しました(図1-9)。なお，上述の「経験を重ねることによって」創造される知識も，4つのステージによるサイクルから得られるとされています。

　得られた知識が新たな実践の場で活用され，再びこのサイクルを継続していくことが「学習」です。このサイクルは個人の中だけで起こるのではなく，個人と環境の相互作用によって起こります。以下に4つのステージについて解説します。

経験(concrete experiences)

　学習者は現場においてさまざまな状況に直面し，即興的な対応策を用いながらこれを乗り越えていく。その中で，その後の活動に役立つようなエ

図 1-9 ▶ コルブの経験学習モデル

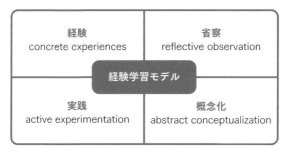

David A. Kolb: experiential leaning: experience as the source of leaning and development. Printice Hall, 33-36, 1984 を基に作成

ピソード的経験（成功体験や失敗体験）を積む。この時点では学習者は現象の状況に埋め込まれており，「自分にとって何が役立つ経験か」をつかんではいない。

省察（reflective observation）

　自らの経験，行為，出来事の意味を，俯瞰的・多様な観点から振り返り分析する。

概念化（abstract conceptualization）

　省察した経験を一般化，概念化，抽象化し，次の自身の実践に役立ち応用可能な知識を創出する。知識は普遍的理論でなくてよく，学習者自身が経験をもとに構築することに意味がある。

実践（active experimentation）

　上記のプロセスで得られた知識を，新たな実践の中で能動的かつ実践的に活用し，新たな学びを得る。

　経験学習では，上記のサイクルを繰り返すことで卓越した実践者として成長していくとされています。学習とは終わりなきプロセスであり，4 つのステージを繰り返すこと自体が学習だとされています。そして，このサ

イクルを体得することが「学び方を学ぶ」ことになります。

⊙ギブスのリフレクティブ・サイクル

　誰もがリフレクションについて初心者であった1980年代の終わりごろ，振り返るための分かりやすい枠組みが求められていました。ギブス（Graham R. Gibbs）は，経験した後に構成的に振り返りを行う「リフレクティブ・サイクル」[3]を提唱しました。ギブスは，この枠組みを開発するにあたり，前述したコルブの経験学習モデルを活用しています。

　ギブスのリフレクティブ・サイクルはその後改訂が行われ，現在では「説明（記述）」→「感情」→「経験についての最初の評価」→「批判的分析」→「まとめ」→「最終評価と行動計画」という，簡便にリフレクションができる枠組みになりました[4]。改訂版の特徴は，リフレクションの経験を次の実践に活かせるように，「最終評価と行動計画」が組み込まれたことです。これによって，批判的な分析から得られた学びを活用するサイクルが出来上がりました。

　ギブスは，議論やデブリーフィングで，適切なリフレクションや分析をしないまま，何が起こったのか表面的な説明を行うと，早まった判断に傾くとし，出来事に対する「説明」と「感情」の両方を取り上げる必要性を強調しています[4]。

　私はギブスの枠組みを参考に，**図 1-10** のように看護リフレクションの方法を考案しました。以下にその構成要素を1つひとつ解説します。

説明（記述）

「どのような状況であったのか」

　判断をしたり結論を出したりせずに，その状況が他者に伝わるように記述に集中します。

感情

「この状況においてあなたはどのように感じ，どのように反応したのか」

　あなたの感情に焦点を当て続けます。分析はまだ行いません。

図 1-10 ▶ ギブスのリフレクティブ・サイクルを参考にした看護リフレクションの方法

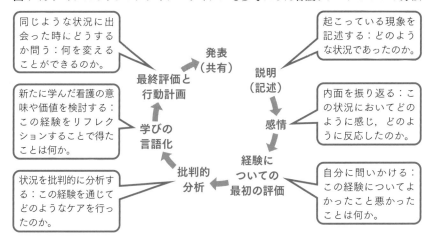

経験についての最初の評価

「経験についてよかったこと悪かったことは何か」

　この経験においてよかったこと悪かったことは何かを考えます。

批判的分析

「この経験を通じてあなたはどのようなケアを行ったのか」

　この経験を通じて自分はどのようなケアを行ったのか，状況を批判的に分析します（例：他の人の経験はあなたと似ているのか，違うのか。分析の結果，浮かび上がってくる課題はどのようなものか。このことは前の経験とどのようにつながっているのか）。

　分析を深め，形づくるために，あなたがこれまでに得た知識（理論など）やいつも大切にしている信念を活用します。

学びの言語化

「この経験をリフレクションすることで得たことは何か」

「自分自身への気づきはどのようなことか」

「新たに学んだことをあなたが実践するために何をすればよいか」

　新たに学んだ，何げない実践に潜む看護の意味や価値を導き出します。

最終評価と行動計画

「同じような状況が再び発生した場合，どのように行動するか」

「同じような状況であなたは何を変えることができるのか」

「学習を通じて得た知識を次の実践に活かしていくために，あなたはどのようなステップを踏むか」

「同じような状況でうまく対処することができたかどうかを判断する方法とは何か」

　これらの問いを通じて最終評価を行い，次に向けた行動計画を立てます。

発表(共有)

　上記のようにリフレクションした内容を発表し，仲間と共有します。

　このプロセスはギブスのフレームワークにはありませんが，自己の考えを深め，視野を広げるためにも，参加者間で発表し共有することが重要だと考えて行っています。

　以上，ギブスのリフレクティブ・サイクルを活用した実践の振り返り方を紹介しました。前述したように，ギブスは「最終評価と行動計画」に進むためには，起こった出来事の説明とそれに対する感情の両方を取り上げることが必要だと述べています[4]。つまり，ある現象が起こったときにそれはどういうことであったかという事実と，その事実に対して自分がどのような感情を持ったのかを，分けて記述するのです。ある事実に対する自分の感情の在り方が，その事実の解釈に影響を与えることは，誰もが経験しているのではないでしょうか。

　なお，私は看護リフレクションにおいて看護師の事例分析を支援する際に，このリフレクティブ・サイクルを活用しています。2.3 で支援の実際を紹介していますのでご参照ください。

コルトハーヘンによる
看護リフレクションを支援するファシリテーターのための理論

◉リアリスティック・アプローチ

　看護リフレクションを支援するファシリテーターのための理論として，オランダの教育学者コルトハーヘン(Fred Korthagen)が開発した「リアリスティック・アプローチ」[5]を紹介します。

　彼は中学校での数学の教員経験から，グループ活動や体験学習を核とする教師教育に取り組みました。専門性の発達と変革のプロセスに焦点を当てた「リアリスティック・アプローチ」は，すでに明らかになっている知識を教育するのではなく，協働学習の中で学習者自身が日常的な問題を探求するプロセスから学びを得る方法です。先に講義によって理論を教え，その理論を問題に適応させるという伝統的な教育方法でなく，学習者が能動的に理論と実践をつなぐ視点を大事にしているのです。

　コルトハーヘンは，コームズ(Arthur W. Combs)らの次の文章を紹介しています[6]。

　もっと知りたいという自分自身のニーズを自覚し，そのニーズを表現し，それに基づいて行動し，そして結果として関連する概念を学ぶというプロセスを学生が経験することによって，自分は目標を達成できるし，達成する力を持っているのだという自分自身に対する信頼感をもてるようになる。このようにして教師としての肯定的な自己概念が膨らむことは，それを支える重要な要素である理解の深まりと連動して，もっと学びたいという欲求を生むことにつながる。

　上記は，学ぶことの意味を知ることができる言葉です。自分自身のニーズを知ることが学びの目標につながり，その目標に向き合うことによって自分自身に対する信頼感が得られることは，人間の成長に欠かせない経験

だと思います。

◉リフレクションのプロセス「ALACT モデル」

　この学習者が能動的に学ぶプロセスにおいても，学習者間でリフレクションを行うことで，学びが深まり次の学習にもつながるとされています。ここで有用なのが「ALACT モデル」です。ファシリテーターは，学習者にリフレクションを促す具体的な「問い」の技法として活用することができるでしょう。

　コルトハーヘンは，リアリスティック・アプローチの中で経験による学びのプロセスを，❶行為(action)，❷行為の振り返り(looking back on the action)，❸本質的な諸相への気づき(awareness of essential aspects)，❹行為の選択肢の拡大(creating alternative methods of action)，❺試行(trial)の 5 つの局面に分けて捉えました。

　このプロセスは，5 つの局面の頭文字をとって，「ALACT モデル」(図1-11)と名づけられました。リフレクションは ALACT モデルの基礎であり，最終的に学習者はファシリテーター(指導者)のサポートがなくても，自分の力でリフレクションを行うことができるよう促されます。つまり，他者との協働の中で，学習者が ALACT モデルのプロセスを自律的にたどれるようになることが学習の目的と位置付けているのです[5]。

　図 1-11 から分かるように，循環型のモデルであり，これにより，らせんを描くように継続的・発展的に学び，専門性を発達させることができるのです。

◉リフレクションのプロセスを生み出す基本的な教育スキル

　ALACT モデルを用いた学習支援のポイントは，以下のようにまとめられます。

・学習者が ALACT モデルのサイクルのどの局面にいて支援を必要として

図 1-11 ▶ コルトハーヘンの ALACT モデル

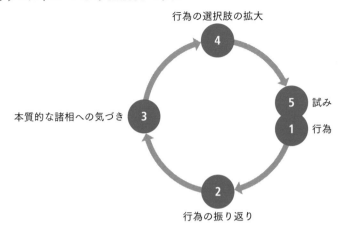

F・コルトハーヘン著，武田信子監訳：教師教育学　理論と実践をつなぐリアリスティックアプローチ．学文社，54，図 2.2，2010 より作成

いるのかを見る。

・学習者個々の学びのパターンに気づき，見合った支援を考えて実行する。

・学習者のニーズに沿って問題を解決する方法を模索するだけではなく，受容，共感，誠実さ，具体性などのスキル(後述)を用いることが肝要である。

　以下に，各局面で学習者にリフレクションを促すための問いの技法を解説します。

❶第 1 局面(行為)

・何を達成したかったのか？

・特に何に注意したかったのか？

・何を試してみたかったのか？

第1局面は実践的なアプローチです。有用な経験を見つけるため，学習者自身が真に学びたいこと，関心を持っていること，変えたいと思っていることは何かを，欲求，思考，感情の3つの分類から捉えられるように支援します。

❷第2局面(行為の振り返り)
・具体的な出来事はどういうものだったのか？
・何がしたかったのか？
・何を思ったのか？
・どう感じていたのか？
　学習者は第2局面において，自身の行動や思考，欲求，感情について省察を行い，「安心(既存の内的な心理的秩序を保ちたいというニーズ)」と「成長(可能性を広げること)」に気がつきます。ここでは，学習者の安心感を支える**表 1-4** のような教育スキルが必要になります。

❸第3局面(本質的な諸相への気づき)
・第2局面で答えたそれぞれの答えの相互関係性はどうか？
・学校・文脈が全体としてそれにどのような影響を与えているか？
・あなたにとって，それはそういう意味を持つか？
・問題は何か？
・ポジティブな発見はあったか？
　第3局面では，学習者の言語的，非言語的な表現や行為について，学習者自身の捉え方と，ファシリテーターの捉え方との違いを伝えて，それと向き合うことができるようにフィードバック(**表 1-5**)などを行います。学習者が自分では気がつかないことへの気づきを促し，学びのニーズを明らかにします。

表1-4 ▶学習者の安心感を支える教育スキル

受容	学習者が期待に沿えなくても，1人の人間として受け止められていると感じられるように，学習者のニーズと可能性を確かな事実として受け容れること。人格を裁かないこと。
共感	学習者を内側から理解し，そのことを理解していることを伝える。そのため，学習者の感情に沿うことも必要。
誠実さ（真正性）	本当は理解できていないことを受け容れたふりをしないこと。専門性の隠れみのを被らず，1人の人間としての感情と思考を持って学習者と向き合う。またファシリテーターの言動が学習者の言動などに対し，本当にそう思っているのか一致していること。
具体性	学習者が状況の中での自分の行為や思考，欲求，感情について注意深く考察できるように促すこと。また，学習者が一般論や漠然とした公式の中に自分を見失ってしまわないように支援すること。

表1-5 ▶フィードバックの際の留意点

- ・フィードバックの内容は，一般的なものではなく，具体的であること。
- ・フィードバックは学習者の行動を，解釈したり批判するものではないこと。
- ・必要により否定的な表現を含むフィードバックをする時には，学習者を人間として否定しているわけではないことを明白に伝える。
- ・学習者がフィードバックを活かす機会を持てるようにする。
- ・フィードバックは学習者の反応可能な環境で行う。

❹第4局面（行為の選択肢の拡大）

- ・別の選択肢としてどのようなものが考えられるか？
- ・それぞれの選択肢の利点と欠点は？
- ・次回はどのようにしようと決心したか？

　第3局面で学びのニーズが明らかになった後，学びの道筋について考

え，最適な道筋を選択します。

❺ 第5局面（試行）

　新たな第1局面からの繰り返しの始まりです。経験から学ぶプロセスが行き当たりばったりにならないよう，1つの通過点として，適切な場面を設定します。それにより学習者は，これまでに気がつかなかった学習目標があることに気づきます。

　以上に述べた5つの局面におけるファシリテーターの支援を，図1-11のALACTモデルに上書きしたものが**図1-12**になります。

　ここで，ファシリテーターは，学習者が前述した5つの局面のどこにいるかを判断することが重要です。コルトハーヘンによる，指導者のための意思決定モデル（**図1-13**）を用いることで，学習者に対してどのような支援が必要かを判断できます。

図1-12 ▶ ALACTモデルにおける，ファシリテーターによる学びの支援（概要）

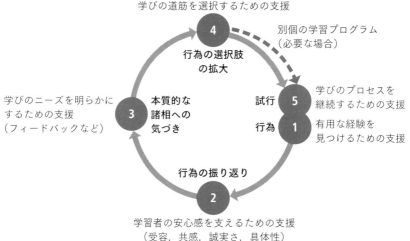

図 1-13 ▶ 指導者のための意思決定モデル

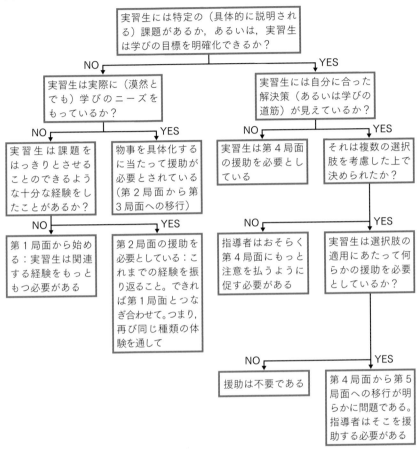

F・コルトハーヘン著，武田信子監訳：教師教育学　理論と実践をつなぐリアリスティックアプローチ．学文社，125，図 5.1，2010.

◉メタ省察

　コルトハーヘンは「メタ省察」という考え方も紹介しています。これは，リフレクションをより高次のレベルでリフレクションするというもので，1 つの「行為についてのリフレクション」(1.1)と言えます。

　看護師の成長には，実践から学んだ知識を意識して活用して実践するこ

とが不可欠だと考えます。1人の患者へのケアの場面において，何を実施すべきか，その判断の選択肢が増え，より患者の状況に沿った実践ができたと実感することこそが，1つの成長の証です。

　このための方略の1つが「メタ省察」です。これは，すでに行った一連の振り返りについてさらにリフレクションを行うことであり，意識的に自分の学びのプロセスを行えるようになると，コルトハーヘンは述べています[6]。

　リフレクションを通して実践を言語化することは，自分がその事例から何を学んだのか，その学びをどう活かしているのかを考える機会となります。

　人の成長は一生続くと言われていますが，いったん身についた考え方や心のありようはなかなか変えられないのも事実です。だからこそ，もっと成長して，もっとよい看護を提供したいと考える看護師たちのために，ファシリテーターにできることは，成長のための「場」の提供です。

　看護部組織では，自己の実践事例をリフレクションし，ある一定の文書にまとめ，その内容を病棟会や研修などで他者に伝える場があると思います。この主な目的は個人の学びや暗黙知を共有することにありますが，伝える側にとっては個人のリフレクションで得た学びを改めて振り返る機会になります。こうした取り組みは，1つのメタ省察の機会と言えるでしょう。

引用・参考文献

1）Sue Atkins, Sue Schutz：リフレクティブな実践のためのスキルの発展．クリス・バルマン，スー・シュッツ編，田村由美，池西悦子，津田紀子監訳：看護における反省的実践　原著第5版．看護の科学社，31-67，2014.

2）David A. Kolb: Experimental Learning: Experience as the Source of Learning and Development. Printice Hall. Englewood cliffs. 33-36, 1984.

3）G. Gibbs: Learning by Doing: A guide to teaching and learning methods. Further Education Unit. Oxford Polytechnic. 1988.

4）クリス・バルマン，スー・シュッツ著，田村由美，池西悦子，津田紀子監訳：看護における反省的実践　原書第5版．308-312，看護の科学社，2014.

5）F・コルトハーヘン，武田信子監訳：教師教育学　理論と実践をつなぐリアリスティック・アプローチ．学文社，2010.

6）前掲書5），147.

看護リフレクションにおける
ファシリテーターの
役割と実践

2.1 リフレクティブな実践家を育成する ファシリテーターの役割

　PART 2 では，リフレクティブな実践家を育成するために，リフレクションを支援するファシリテーターの役割を考察していきます。本書では，経験から学べる看護師の育成や学習支援に携わる人を，ファシリテーターと呼びます。看護師の実践の捉え直しをどのように支援していけばよいのかを，共に考えていきましょう。

大切にしている看護実践を言語化するための支援

　PART 1 でも述べましたが，私は看護リフレクションについて，「看護師が状況に沿った意図的な実践を行うために，一定の方法を用いて自己の看護実践を振り返り，実践に潜む価値や意味を見いだし，それを次の実践に生かすことによって，さらに状況に沿った意図的な実践を行うためのプロセス」[1]と考えてきました。

　日常業務において，看護師が何気なく当たり前のように行っている実践は，患者の状況を捉えて思考した結果に基づく行為です。看護専門職として当たり前の行為であり，当然，看護師は改めて意識することなく実践しています。

　例えば，看護師に「大切にしている看護はどういう看護ですか」と尋ねると，「患者に寄り添ったケアを行うことです」との答えが返ってきます。とても大切なことだと思います。しかし，看護を言語化しようとするとき，ファシリテーターはこの返答で満足するのではなく，「『患者に寄り添ったケア』とは，具体的にどういうケアですか」と，問いかけることが大切です。

問いかけられた看護師は，答えに詰まってしまうことがあります。患者に行っているケアがどういうケアなのかを言語化する機会が少ないと，大切にしている看護と行動レベルでの実践とが結び付かず，何を答えればよいのか，戸惑ってしまうのではないかと考えます。

　このようなときには例えば，「食事介助や検温の時などにどうしているかを，具体的に話してほしいです」と再度問いかけると，「そういうことでよいのですね」と実践を語ることができるようです。

「リフレクティブな実践家としての看護師」を育成する鍵

◉意図的に日々の実践を振り返る

　リフレクティブな実践家としての看護師とは，日常の看護において，今，目の前で何が起こっているのかを意識して取り組む看護師です。決して難しいことを行う特異な存在ではなく，実は看護師1人ひとりが日々リフレクションを行っているのです。そもそも人間には思考して学習する能力が備わっており，リフレクションは本来誰でも持っている能力です。

　リフレクションとは単なる反省や振り返りではなく，「意図的に実践を振り返る」という探求的な思考によって，経験から得た知識を自ら獲得していくプロセスです。臨床で看護師を育てる管理者は，このことをよく理解する必要があります。

◉直接的な経験には限界があることを知る

　看護師にとって，看護を行うことは日常です。部署異動したとき，人間には適応する能力があるので，最初に感じた違和感は，徐々に感じなくなります。同様に，働く環境に慣れた看護師は，患者に起こっている状況を深く考えなくなったり，ルーチンで検査の処置を行ったりして「これでいいんだ」という一方的な自信を持つことがあります。

　このような状況を防ぐためには，自分が積んできた直接的な経験には限

界があると知っておくことが必要です。

　一方，ある状況が経験から得た能力で対処できる範囲を超えていると，看護師は困難さを感じます。そのような時には「この人は困った患者だから」「他者に責任を押しつけられたから」「忙しいから」とネガティブな理由付けが生まれます。経験を積む中で，状況に対応するのではなく，自分の理由が判断の基準となり，一方的に物事を決めつけていることに気がつかなくなるのです。

　ショーンによれば，こうした対処行動はよくあり，実践家は，自分の経験に合わない現象には選択的に注意を向けないことを学ぶそうです。また，このことが仕事に対する退屈やバーンアウトを生み，実践家を苦しめます。実践家は自分を守るために自然に偏狭，頑固になり，その結果，「あの患者はわがまま」と決めつけると言われています。

　このような閉塞的な状況から一歩前進し，自分の殻を打ち破るために，自己の実践を振り返る力をつけていくことが必要です。

ケアの意味を捉え直すための支援

　ここで，私がファシリテーターとしてリフレクションの支援を行ったG看護師の語りを紹介します。

> 　Rさんは60代男性です。胸部大動脈瘤破裂のため弓部置換術を行いました。術後，呼吸状態が悪化して再挿管し，その後，気管切開となりました。表情が硬く，イライラしている様子がありました。Rさんが何を伝えたいのか，筆談や口唇の動きで聞き取ろうとしましたが，思いが伝わらないと激しく怒る様子が見られました。
> 　Rさんは入院当初から，私物や寝具などの配置にこだわりがあり，自分で配置を整えないと気が済まないなど，几帳面で人の手を借りるのが苦手な一面がありました。病棟看護師はときどきRさんから注

意を受けることがありました。Rさんの受け持ちとなったG看護師は，注意を受けることが続くと訪室を避けたいなと思うこともありました。

　こうした状況から，G看護師は「ニーズを見いだそうとしても，Rさんの思いに沿えないのではないか」という思いが常にありました。Rさんはナースコール後の訪室が遅れると怒ることが多く，G看護師は叱られないために早く訪室しなければと思うようになりました。そのようななかRさんの1日のスケジュールを確認して伝え，看護師によって対応が違わないよう申し送りを工夫しました。

　Rさんはリハビリを大切にしていましたが，ケアや処置で疲れてしまい，「リハビリはもういい」と言うことがありました。ケアや処置をスケジュールに沿って行い，施行時間を最小限にすることで活動と休息のバランスが保てるように支援しました。

　受け持ちになって1か月が過ぎた頃，Rさんは積極的にリハビリを受けるようになり口の動きで「ありがとう」と言ってくれました。

私はこの事例から，以下の3点に注目しました。
・G看護師は，Rさんのためにケアを行っても，叱られるのではないかという思いが先行していた。そのため，Rさんへのケアの意味を考えることができなくなっていたのではないだろうか。
・Rさんの几帳面さやこだわりを，性格的な面からだけで捉えていることに気がついていない。Rさんのニーズに応えようと必死になるため，病状による体験のプロセスには思いがいかなくなっているのではないだろうか。
・Rさんの状況を踏まえた看護を行えているが，それに気がついていないのではないだろうか。

そこで上記の3点を踏まえて，G看護師がRさんの個別性を捉えた看護

を行っていることを実感できるように，下記のように一緒に考えました。

◉「Rさんに叱られないために」との思いが先行していることに気づくように関
　わる

　Rさんは，大動脈瘤破裂による手術後に，気管切開という思いがけない
状況に陥っています。G看護師はRさんの状況を「病気がもたらす感情
および苦痛には理解と共感が必要であり，そのために傾聴が重要である」
と理解していました。しかし，現状は「Rさんに叱られないために」とい
う思いが先行し，実践ではその思いから抜けきれないでいました。そのた
め，不全感が残っていたと考えられます。上述のエピソードを語っている
とき，G看護師はこのことに気がついていませんでした。

　まず私は，「Rさんに叱られないように」と思うG看護師の現状に理解
を示しました。G看護師が精いっぱい実践していることが理解できたから
です。また，Rさんに叱られている状況が目に浮かび，どのような気持ち
でベッドサイドにいたのかと思うと胸が痛くなりました。

　その上で，Rさんの置かれている現状を一緒に考えました。G看護師
は，Rさんが予定されていない気管切開を受けた状況にあることをすぐに
理解して，「Rさんに叱られないように」という思いが先行している自分
に気づくことができました。

◉看護の捉え直しと概念化

　私はG看護師に，「『Rさんに叱られないように行っていた』『Rさんの
思いを尊重し，1日のスケジュールを確認し伝え，看護師によって対応が
違わないように申し送りを工夫した』という看護は，Rさんから考えると
どのようなケアだったのでしょうか」と問いかけました。

　G看護師は「どのようなケアとはどういうことですか」と一瞬，戸惑い
ました。私は次のように問いかけ直しました。

　「Gさんは，〈Rさんの思いを尊重し，1日のスケジュールを確認し伝

え，看護師によって対応が違わないように申し送りを工夫した〉と，先ほど語ってくれました。Gさんは R さんの病態や病気の経過，R さんの几帳面さなどを考慮していますよね。〈R さんに叱られないように〉という思いがあったかもしれませんが，ケアとして考えると，もっと深い意味があるケアだったのではないでしょうか？　だから，R さんが『ありがとう』と言ってくれたケアは，どういうケアだったのか考えたいと思ったのです」

　G 看護師はしばらく考え，「1 日のスケジュールの確認や，ナースコールに早く対応するなど，R さんの几帳面な面を考慮していたと思います」と，自ら気がつくことができました。そこで私は「これらのケアの核心を言葉にしてみると，どのように表現できるでしょうか」と概念化を勧めます。

　G 看護師は「R さんの気管切開に至った経過を考慮しながら，R さんの几帳面さを尊重したケアではないかと考えます」と言葉にすることができました。こうして，「R さんに叱られないために」から「R さんの几帳面さを尊重したケアを行えていた」へと看護の捉え直しができました。

　現場ではおそらく，R さんは一見，関わりにくい患者であり，看護師は戸惑い疲弊していたと考えられます。そのため，R さんの病態や几帳面であるという特性を考慮したケアを一生懸命に行っていても，「R さんに叱られないために」という思いが先行してしまったのかもしれません。そうした思いが先行することで，看護師自身からケアの意味や価値が奪われてしまい，単なる面倒な患者と位置づけてしまいがちになります。

　G 看護師は R さんとの関わりに困惑していた自分に気がついた後，個別性に沿ったケアを行っていたと言葉にすることができました。

　G 看護師はこの事例を，「気管切開による思いが伝わらないことは苦痛であり，怒りの表現などにつながったと理解できた。また，自分がどう関わっていいか分からなかったことで R さんに怖れを抱いてしまったので

はないかと思う」と，振り返ることができました。

　G看護師は「学生時代，患者さんのことをどのように理解していけばいいかを学びました。その中で印象に残った言葉がありました。それは『病気がもたらす感情的及び苦痛には理解と共感，いつでも耳を傾ける用意こそ必要だ』[2]という，シシリー・ソンダースの言葉です」と看護の基盤になった言葉を語りました。

リフレクションと看護師を育成する組織の役割

◉「経験からの学び」を支えるファシリテーターの存在

　看護師が自分の殻を打ち破り，日々の実践の中で看護を創り上げていく楽しさを味わえる力を持つためには，看護を振り返り，経験から学ぶことをともに行うファシリテーターの存在が欠かせません。そうした存在を活用し看護師の「経験からの学び」への取り組みを組織で支えていくことが，人材育成では重要です。

　それには，「学習」とは何か，どう「学習」を進めるべきかをファシリテーターが理解していることが必要です。

　まずは学習を「問題解決法」として極めて狭い範囲で定義しないことです。ファシリテーターは，自分の行動を批判的に分析し，組織の問題に無意識に影響を及ぼしている自分の在り方を見い出し，行動を修正する必要があります。

　もう1つ，看護師が防衛的に行動しやすいという傾向に気がつくことが必要です。防衛的とは「これまでこうやって来たのに何がいけないのか」と，問題を自分から遠ざけたり，他人に押しつけて責任を転嫁したりする，短絡的な思考に陥りがちになることです。

◉大切にしている看護を理解し合う道筋を創る

　リフレクションを行うことは，自己の看護に対する殻を打ち破ることで

もあるため，看護に対する考え方や患者の見方を修正する課題が出てきます。そのようなとき，自分の看護をファシリテーターに分かってもらえていないと看護師は思い，否定されたと捉えることがあります。

　そのようなときこそ，習慣的な実践を振り返り，ケアの意味を問い直すチャンスです。リフレクションを行った看護師は実践をしているときには気がつかなかったケアの意味を新たに発見し，行き詰まっていた山を乗り越えた達成感を得，みずからの殻を打ち破る変化を遂げていることが明らかにされています[3]。

　このような山を乗り越えるのは苦しいことですから，一緒にその山を見つめ共に乗り越えようと支えるファシリテーターがそばにいることが必要です。そのため，ファシリテーターは，看護師たちが書き表した実践を「当たり前のことを書いて意味があるのか」「こんなケアしかできないの」などと考えるのではなく，そこかしこで行われている当たり前の看護をリフレクションする意義を大切にする必要があるのです。

引用・参考文献
1）東めぐみ：看護リフレクション入門. ライフサポート社，2009.
2）シャーリー・ドゥブレイ著，若林一美訳：シシリー・ソンダース—ホスピス運動の創始者. 日本看護協会出版会，243，1989.
3）西田直美，柘植佳子，東めぐみほか：看護実践をリフレクションする看護師の体験. 平成22年東京都看護協会看護研究学会，2010.

2.2 看護リフレクションの構造①
「6 ステップ」によるリフレクションの支援

　私は，看護リフレクションを**図 2-1** に示した 6 ステップで実施しています。これは 2.4 で述べる看護リフレクション研修においても有効なプロセスです。本節では，それぞれのステップで必要になるファシリテーターの支援を説明します。

ステップ❶事例を書く（患者の状態をもとに実践を記述する）

◉事例を思い描くための問いかけ

　実践を文章にするとなると，何を書けばいいのかという質問が出ますが，特別なことを書く必要はありません。大事なのは，今，起こっていることに関心を寄せて，どういう看護であったのかを考えることです。ファシリテーターは，次のようなアドバイスをすればよいと思います。

図 2-1 ▶ 6 ステップによる看護リフレクションの流れ

> ステップ❶事例を書く（患者の状態をもとに実践を記述する）
>
> ステップ❷事例を語る
>
> ステップ❸事例を探求的に振り返る
>
> ステップ❹事例のアウトカムを捉える
>
> ステップ❺現象の意味や価値を考える，また次の実践でどのように活用するか考える
>
> ステップ❻発表する

1つは，身近な実践を書いてもらうことです。例えば，「昨日の患者さんとのかかわりで印象に残ったことを思い出してみましょう」という問いかけをします。

　「当たり前の看護をやっているだけなので，印象に残ったことはない」という返答があるかもしれません。そこで，「あなたにとっての"当たり前の看護"とは何でしょうか」と聞いてみましょう。すると，「いつもはあまり食べてくれない患者さんに食事介助をしたところ，半分くらい食べてくれた」という話が出てくるかもしれません。なぜ，昨日は半分くらい食べてくれたのか，食事介助の方法で何か工夫したことはないか，スプーンを運ぶタイミングをどう取ったかなど，具体的な例を出して問いかけていきます。すると，多くの看護師は「そういうことでいいのですね」と具体的な実践を思い描けるようになります。

　もう1つの方法は，実際に書かれた事例を提示することです。見本があると書きやすいので，私は自著『看護リフレクション入門』(ライフサポート社)の第2部を参考事例として看護師に提示しています。

◉事例を書くためのガイド

　参考事例を基に，大切に思ったり心に残ったりしている実践を記述してもらいます。「これまで皆さんが看護を実践してきた中で，印象に残っている患者さんとの関わりを具体的に記述してください」と伝えます。「具体的に」とは，他の参加者が読んでも場面を想起できるように，起こったことを詳細に記述することです。以下のガイドを参考にしてください。

1）これまでの看護実践で印象に残った患者さんとの場面を思い浮かべましょう。
2）特別なことではなく，ちょっとしたこと(例えば洗髪の場面など)のエピソードでよいのです。
3）その場面をナラティブに(日記風に話し言葉で)，思いつくままに記述

しましょう。

4）思いつくままに記述したら，以下の①〜⑫に気をつけて，内容を豊かに膨らませましょう。

　①「患者の状態(体に関するデータ，精神・社会的側面)が書かれていますか。

　②患者とあなたの具体的な会話ややり取りが書かれていますか。患者の言葉だけではなく，あなたの返答も書かれていますか。

　③患者の表情やしぐさなどが書いてありますか。

　④患者の状況が目に浮かぶように書かれていますか。思い出して書いてみましょう。

　⑤患者の言葉や表情などについて，あなたがどう感じたり思ったり考えたりしたのかが書いてありますか。

　⑥次にあなたはどういう看護行為(言葉がけを含む)を行ったかが書いてありますか。

　⑦その看護行為を行った後の患者の反応が書かれていますか。

5）上の①〜⑦を繰り返してストーリーを作りましょう。

6）ひと通り書き終えたら読み返して，主語・述語が欠けていないか，誤字・脱字はないか，意味が通っているかを確かめましょう。

7）最後にタイトルをつけてください。タイトルは具体的な言葉を選びましょう。

8）今回の自己の実践を説明できそうな看護理論を探してみましょう。

ステップ❷事例を語る──「看護を語る会」

　ここでは，書き上げた事例の語り合いを行います。看護リフレクション研修のプログラムには「看護を語る会」として位置づけています。記述した内容を声を出して他者に語る経験をすることで，語ることの意義を実感してもらいたいからです。カンファレンスは患者の状況等について検討し

ますが、「看護を語る会」では自分の行ったケアについて語ります。その違いを実感し、参加した看護師が、語ることや他者の語りを聞くことで学べるものがたくさんあると気づけます。これによって、研修の場ではなく実践の場で看護を語るきっかけとなることを目指しています。

このことから、「看護を語る会」の目的は2つあります。1つ目は記述した事例を声に出して他者に語る経験をすること、2つ目は他者の語りを聞く経験をすることです。

「看護を語る会」は60分間の予定で開催します。4名のグループで行うと1人15分の時間を持つことができます。

「看護を語る会」を行う際には次の点に留意してほしいと伝えています。

◉事例を語るときの留意点
①自己紹介をする：勤務している部署の特徴や自分の得意な看護などを自由に語る。
②事例選択の理由を伝える：書き上げた事例がなぜ印象に残っていたのかなど。
③自分の看護を語る：書き上げた事例をできるだけ文書を読まずに語る。
④どういう看護を大切にしてきたかを語る：最後に自分が大事にしてきた看護はどういう看護であったかを付け加える。

◉他者の事例を聞くときの留意点
①何を語ろうとしているのか関心を持って聞く。
②語り手が大事にしている看護に共感を示す。
③同じような経験がないか、自分の経験を想起しながら聞く。
④関心をもって聞いていることを態度(たとえば頷くなど)で伝える。

◉1人が語り終わった後の留意点
①語りを聞き、印象に残ったことを1人ひとりが伝える。

②語りに対して肯定的にフィードバックする。

③語られなかった周辺のことではなく，語られた内容について「どうして
　そう考えたのか」「どうして行動したのか」「患者(家族)の反応はどう
　だったか」など，語られた内容について問いを投げかける。

④語られた内容について，こうすれば良かったのではないかというような
　評価やアドバイスはしない。

⑤他者の意見は最後まで聞く。

⑥進行上の留意点として，4人が均等に話す時間を設定する。進行役とタ
　イムキーパーを決め，1人が多くの時間をとらないように気をつけて進
　める。

ステップ❸事例を探求的に振り返る

　次に，語り合った事例について，どのようなケアであったかを探究的に
振り返ります。グループ全員の事例を検討できるといいのですが，時間に
限りがあるため，グループで一事例を選択してもらい検討します。一事例
を探求することで，大切な看護が必ず見え，次の同じような状況でなにが
できるか検討することにつながります。ですから，重要なのは，一事例の
検討を通して，検討の方法を体験することです。

　この体験を意味あるものにするために，ファシリテーターの存在が重要
だと考えます。グループでの検討は以下の方法で進めます。

1）グループで1つ事例を選択する。じゃんけんなどではなく，検討して
　決める。

2）進行役，タイムキーパー，発表者など，検討を進める上での役割を決
　める。

3）ステップ2で行った「看護を語る会」で語られた事例をもう一度事例
　提供者が読み上げて，内容を共有する。

4）振り返りを始める。

4）の振り返りは下記のように行います。

①事例について1人ひとりが印象に残ったことや感じたこと，また，その理由や思ったことを語り，その事例では何が起こっていたのかを考える。

②事例提供者は，ステップ❷で語った事例を選択した理由について追加があれば語る。

③事例提供者はまた，何を大切にして看護を行っていたかについて追加があれば語る。その際，事例に沿って，「トイレに行くのは転倒のリスクがあると思ったけれど，このときはトイレに行きたいという患者さんの思いを大事にしようと思いました。それは，家族が面会に来ていて，歩ける姿を見せたいと思っていると知っていたからです」というように，記述されている場面について，具体的に話す。

④グループのメンバーは，自分の大切にしていることと照らし合わせて意見交換を行う。「この事例では何が重要なのか(事例の核心となるものは何か)」「それは患者にとってどういう意味を持つか」などの問いを意識しながら検討する。

ステップ❹事例のアウトカムを捉える

　ステップ❸で振り返った事例に潜んでいる看護のアウトカムは何かを検討します。この場合のアウトカムとは，事例に描かれている患者(家族)の「変化」です。例えば「治療が中断されて暗い顔をしている患者に清拭を行った。患者は笑顔で『ありがとう』と言った」などの場合は，「笑顔」や「ありがとう」という言葉がアウトカムになります。アウトカムは複数ある場合がほとんどです。検討する中で，事例の流れの中で最終的なアウトカムだと考えられるものを決めます。

　その際，「患者(家族)にはケアによってどのような変化が見られているか」という問いを持つとアウトカムが捉えやすいでしょう。

ステップ❺現象の意味や価値を考える，
また次の実践でどのように活用するかを考える

　次に，以下のような手順で，現象の意味や価値を考え，それを次の実践でどのように活用するかを考えます。

1 ）ステップ❹で見いだしたアウトカム（変化）とそれを導いた看護は，患者（家族）にとってどのような意味や価値があるのかを検討します。たとえば，清拭によって笑顔になり「ありがとう」と言った患者の場合，その変化は清拭によってもたらされました。そこで，「清拭の爽快感によって，治療が中断しているという現実は変わらないものの，一瞬でも心地よい時間を提供できたのではないか」「では，清拭による心地よい時間は，患者にとってどういう意味があったのか」というように，考えが深まるような問いを投げかけて検討を重ねます。

2 ）この事例と同じような状況が起こった時，どのように行動できるかを1人ひとりが考え，伝え合います。

3 ）この事例を検討することによって学べたものは何かを語り合います。

ステップ❻発表する

　グループで検討した内容を全体で発表し，学びの共有を行います。
　発表する内容の例としては，次のようなことがあげられます。

①事例の概要

②事例を選択した理由（事例提供者の理由とグループが事例を選んだ理由との2つがある）

③看護のアウトカム（ステップ❹で抽出できた患者・家族の変化）

④アウトカムを導いたケアは患者や家族にとってどういう意味や価値があったのか

⑤今後，同じような状況の時にどう活用できるか

⑥感想（事例提供者およびグループメンバーがリフレクションした体験を
話す）

　他のグループの発表を聞くことで，気がつかなかった点を知る機会にな
ります。1つでも多くの事例を共有することが，参加者の学びを広め，次の
実践への足がかりとなります。発表した後は会場での意見交換を行います。

2.3　看護リフレクションの構造②
「10 ステップ」による事例分析の支援

　本節では，2.2 で説明した看護リフレクションの 6 ステップ(以下「6 ステップ」)で記述した事例をさらに分析し，研究的にまとめてゆくプロセスを紹介します。

　10 ステップによる事例分析を**図 2-2** に示しました。このうち赤字で示した STEP 1，4，6 は，「6 ステップ」の❶❹❺と同じ項目です。

　この 10 ステップは，1 人で行うこともできますが，ファシリテーターの支援を受けながら行うことで，より分析を深めることができます。

図 2-2 ▶10 ステップによる事例分析

STEP1：事例を書く(患者の状態をもとに実践を記述する)

STEP2：看護師の言葉や行為を追記する

STEP3：看護師の判断や思いを追記する

STEP4：事例のアウトカムを捉える

STEP5：現象の意味や価値を考える

STEP6：STEP2 ～ 5 を基に，事例の構造図をつくる

STEP7：既存の理論などを用いて説明する

STEP8：事例のテーマを具体的に考える

STEP9：次の実践でどのように活用できるか検討する

STEP10：論文化(文章化)する

ショーンは，"省察的研究"（reflective research；リフレクティブな研究）として研究について述べ，実践者は実践の場に持ち込んだ自分の思考様式を研究者に明らかにし，自らも省察的研究に向かっていくと述べています[1]。また，省察的研究は実践者の継続教育（continuing education）の一要素になり，実践者は研究と実践を繰り返しながら，時間をかけて"省察的研究者"になっていくであろうと述べています[1]。

　私は，ショーンのこの考え方に勇気づけられてきました。「6ステップ」で記述した実践事例を分析し，事例報告として論文化することで，施設内での看護研究発表会や学会でも発表できると考えています。

事例分析の進め方とファシリテーターの関わり

　それぞれのステップについて，具体的な事例に沿って解説します。内科病棟の主任になって3年目のH看護師の事例です。

> 　患者Sさんは40代の女性で，乳がんで乳房全摘出術と乳房形成術を受けて入院中です。ある夜，ナースステーションにSさんが来た時に，ちょうど主治医がいて，「今から病理組織検査の結果を話していいかなあ」と言い，病室にSさんを連れていきました。私は不安そうな様子のSさんが心配になり，急いで2人を追いかけて病室に向かいました。病室に行くとSさんが「一緒に聞いてくれるの？よかったぁ」と言うので，そのままインフォームド・コンセント（IC）に立ち会いました。病理検査の結果はそれほど悪いものではなく，それを聞いたSさんはほっとした表情になり，私に「Hさん，一緒に聞いてくれてありがとう」と言いました。その日からSさんは私を頼りにしてくれるようになり，退院してからも私を訪ねて病棟に来て，報告や相談をしたり，また何度も「あの時Hさんが一緒にいてくれて本当によかった」と話してくれました。

それでは，それぞれのステップについて，ファシリテーターの関わりを含めて見ていきましょう。

⦿STEP 1　事例を書く（患者の状態をもとに実践を記述する）

前節の「6ステップ」のステップ❶を参照し，同じように事例を記述します。**資料1**(p.92)に示す文章が，最初にH看護師が記述したものです。

⦿STEP 2　看護師の言葉や行為を追記する

記述された事例の経過に沿って，書き手である看護師が，患者にかけた「言葉」やとった「行為」を想起して事例に追記していきます。この作業が必要な理由は，STEP 1の段階では，患者の状況は描かれているものの，看護師の言葉や具体的な行為はあまり記述されていないことが多いからです。

この時，ファシリテーターは，書き手である看護師に問いを投げかけて，追記を促します。大切なのは，ファシリテーターの問いかけによって，看護師が自分の実践を想起し，言語化できるということです。これを一人で行うのはなかなか難しいからです。

例えば，STEP 1の文章には，「怖くて傷を見ることができないわ」という患者Sさんの言葉に対して，H看護師が答えた言葉か書かれていません。そこで私は「このような言葉に対してHさんはどのように考え，Sさんに言葉を返していましたか」と問いかけました。これを受けてH看護師は，**資料2**(p.96)にあるように，消毒・包帯交換をした際の具体的なやりとりを振り返り，「結構大きいですよ」「でも形成外科の先生が丁寧に縫ってくださったから，すごくきれいですよ」などの，その時の自身の言動を追記してくれました。

⦿STEP 3　看護師の判断や思いを追記する

STEP 2と同様に，今度は看護師の「判断」や「思い」を追記していき

ます。実践の場における看護師の判断や思いは，看護師の次の行為の根拠となる大切なものです。しかし，この判断や思いは一瞬で行われるため言語化するのが難しく，ここでも，ファシリテーターの問いかけが重要です。

　具体的にH看護師の事例で見てゆきましょう。例えば，STEP 2でH看護師が書いた文章には「主治医のB先生とも『もう，先生いやだぁ。いつも適当に言って』などと気兼ねなく話すことができる関係のように見えました」という箇所がありました。これに対して私は「このようなSさんをHさんはどのように捉えていましたか」と問いかけました。この問いを受けてH看護師は，資料2にあるように，「"明るくふるまっているのは，周りの人に気をつかっているのかなあ。医師や看護師とも仲良くしようと努めてくれているのかなあ。でも気をつかいすぎて，不安などを1人で抱えてしまわないだろうか"と心配になる部分もありました」と追記し，Sさんをどのように捉えたかという視点が明確に言語化されました。

　まずは，このようにSTEP 2とSTEP 3を繰り返しながら，事例の記述を豊かにしてゆきます。「事例の記述を豊かにする」とは，STEP 1で書かれた事例に看護師の言葉や行為，判断や思いを追加することによって，読者が事例を追体験できるようにするということです。

　STEP 2とSTEP 3は，普段は看護師にはあまり意識されていませんが，看護の専門性が表れる重要な内容を明らかにする作業です。ショーンが述べている「行為の中のリフレクション」を，研究として明らかにしていくことと同様のプロセスであると私は考えています。

　次頁の資料1に示す文章が，STEP 1でH看護師が記述した事例と，STEP 2と3でファシリテーターである私からの問いかけ(右の余白にある【筆者からの問い】)です。そして資料2は，【筆者からの問い】を受けてH看護師が追記したバージョンです。なお，「○○」は実際に発言したこと，"○○"は心の中で思ったことを表しています。

Ｓさんは40代の女性で，子どもはなく夫と２人暮らしの専業主婦です。いつも明るく社交的な方で看護師や先生にもフレンドリーな口調でお話しされます。主治医のＢ先生とも「もう，先生いやだあ。いつも適当に言って」などと，気兼ねなく話すことができる関係のように見えました。

そんなＳさんは，乳がんで乳房全摘出術をしました。広範囲にリンパ節郭清をするため，本人の希望で同時に形成外科での乳房形成術も行いました。そのため，乳房全摘出術だけならば通常長くても１週間弱の入院であるところ，２週間以上の入院生活を送っていました。

普段は明るくふるまっているＳさんでしたが，手術直後から「怖くて傷を見ることができないわ」「傷はどのぐらいの大きさ？　本当にきれいになるのかしら。それに病理検査の結果もどうなのか心配」といった発言が見られ，病気に対する不安は強いようでした。

そんなある夜，私は日勤の仕事が終わり"今日はちょっと遅くなっちゃったなあ"と思いながら帰宅しようとしていました。

Ｓさんは夕食の下膳をした後，ナースステーションに立ち寄りました。そこにいた，主治医のＢ先生が「今から手術の時に採った病理組織の検査結果を話していいかなあ」とＳさんに伝えました。突然のことにＳさんは動揺した様子で，「えっ」と驚

【筆者からの問い❶】
このようなＳさんをＨさんはどのように捉えていましたか。

【筆者からの問い❷】
病気や手術に対するＡさんの受け止めはどうでしたか。

【筆者からの問い❸】
このような言葉に対して，Ｈさんはどのように考え，Ｓさんに言葉を返していましたか。一場面でよいので，具体的にやり取りを記述してください。

【筆者からの問い❹】
「病気に対する不安」を具体的に記述してください。

【筆者からの問い❺】
医師の言葉を聞いてＨさんはどう思いましたか。

いた顔をしたと同時に，近くにいた私の顔を不安気にすがるような目で見ていましたが，B先生は返事も待たぬままSさんを連れてSさんの病室に行きました。

　その時，ナースステーションには，私のほかに2人の日勤看護師がいました。夜勤の看護師は食事介助や下膳などで病棟中を駆け回っていて，その場にはいませんでした。

　私は，勤務時間が終了し帰宅しようとしていたところで，Sさんのプライマリナースでもなかったので，夜勤の看護師に「B先生が，病理結果についてAさんにICをするみたいだよ」と申し送り帰ろうかと思いました。しかし，Sさんは病理結果に対して強い不安を抱いていることを知っていましたので，いよいよそれを聞くとなったら，かなり動揺するのではないか。もし，悪い結果であったら泣き崩れて立ち直れなくなるのでは，などと考え，Sさんのことが心配な気持ちが早く帰りたいという気持ちを上回り，私はすぐに2人を追いかけました。

　私がSさんの病室に着くと，Sさんは不安な表情のまま，「いやだあ，先生。突然すぎる。もっとあらたまって聞くものかと思っていたのに。えーっ，怖いなあ」と，B先生が話し出すのをさえぎるように話していました。そこに現れた私を見るなり，Sさんは「あっ，Hさん一緒に聞いてくれるの？　よかった」と言ってくれましたので，私はそのままICに立ち会いました。

　実は，私たち看護師もまだSさんの病理結果を

【筆者からの問い❻】
この言葉を聞いてどのように思いましたか。

【筆者からの問い❼】
この言葉の後，Hさんは何かを言葉をかけましたか。やり取りを記述してください。

聞いておらず，こんな時間に病理結果を伝えることも聞いていなかったので，私自身も少しどきどきしながら聞いていました。

　B先生は淡々と「病理組織の結果は意外とよかったよ。リンパ節まで転移はしていなかったよ。でも，退院してから抗がん剤治療のために通院する必要があります」と話されました。それを聞いたSさんの表情から一気に緊張が消え，「よかったあ」とほっとした表情に変わりました。ふと気づくと，Sさんは私の手を握っていました。そして，私の目を見て，笑顔で「Hさん，よかったあ。一緒に聞いてくれてありがとう」と言いました。

　それからというもの，Sさんは私を頼りにしてくれるようになりました。退院してからも私を訪ねに病棟へ来て，「来週から抗がん剤治療が始まるの。とても心配」「抗がん剤のせいで髪の毛もまつ毛も抜けちゃった」「かつらを買ったの。似合うかしら」などと病状や治療経過の報告や相談をしてくれました。また，「Hさんならどう思う？」「Hさんがそう言うなら安心」などと言ってくれたり，私が勤務していない時に手紙を置いていったりすることもありました。また何度も，「あの時（ICの時），Hさんが一緒にいてくれて本当によかった」と話してくれました。

　あの時，私は一瞬迷いましたが，自分の思いと直感を信じ，帰らずにSさんのICに立ち会うことを選択してよかったと思います。それは，Sさんに必要な援助であったというだけではなく，私にとって

【筆者からの問い❽】
医師の判断を聞いて，Hさんはどう思いましたか。

【筆者からの問い❾】
この場面でHさんが感じた思いや言葉を追記しながら，やりとりをもう少し詳しく記述してください。

【筆者からの問い❿】
この時，Hさんはどう思いましたか。なんと言葉をかけましたか。

【筆者からの問い⓫】
この時，Hさんはどう思いましたか。なんと言葉をかけましたか。

も患者さんからの信頼を得る体験になったからです。

　「患者に寄り添う看護」とはよく言われる言葉ですが，それは看護側が一方的な思いでするものではなく，患者の思いや希望に添った言動やタイミングであることが不可欠なのでしょう。そのためには，⑫教科書には載っていない看護師の経験や直感も重要であり，その結果として，患者と看護師との間の信頼関係など，患者だけではなく看護師にも得られるものがあるのだと思いました。

【筆者からの問い⑫】
とても大事な捉え方だと思います。

Sさんは40代の女性で，子どもはなく夫と2人暮らしの専業主婦です。いつも明るく社交的な方で看護師や先生にもフレンドリーな口調でお話しされます。主治医のB先生とも「もう，先生いやだあ。いつも適当に言って」などと，気兼ねなく話すことができる関係のように見えました。

❶私としては，"明るく振る舞っているのは，周りの人に気を使っているのかなあ。医師や看護師とも仲良くしようと努めてくれているのかなあ。でも気を使いすぎて，不安などを1人で抱えてしまわないだろうか"と心配になる部分もありました。

問い❶を受けてH看護師が追記した内容

そんなSさんは，乳がんで乳房全摘出術をしました。広範囲にリンパ節郭清をするため，本人の希望で同時に形成外科での乳房再建術も行いました。❷術式に形成外科での乳房再建術を選択されたのは，自分の病気を理解し，QOLなど前向きに考えた結果であると思います。

問い❷を受けてH看護師が追記した内容

そのため，乳房全摘出術だけならば通常長くても1週間弱の入院であるところ，2週間以上の入院生活を送っていました。

❸手術直後の回診時に消毒・包帯交換をする際，「傷はどのくらいの大きさ？」とSさんが質問されたので，私は正直に「結構大きいですよ。Sさんは背中の筋肉を取って乳房再建されているから，普通の乳房全摘された方より傷はずっと大きいです。S

問い❸を受けてH看護師が追記した内容

さんは痩せているから，背中の半分近くまで傷があ
りますよ。でも形成外科の先生が丁寧に縫ってくだ
さったから，すごくきれいですよ」と答えました。
すると，Sさんは「そうなの。でも今はまだ怖くて
傷を見ることができないわ。本当にきれいになるの
かしら。それに病理検査の結果もどうなのか心配」
と発言し，病気に対する不安は強いようでした。④手
術は終えたものの，病理組織検査の結果が出ていな
かったため，他に転移はしていないだろうかという
生命に対する不安と，今後の治療や生活への不安，
それから，乳房再建術をしたものの，女性としての
整容的な変化はないかという不安などがあったのだ
と思います。

問い④を受けてH看
護師が追記した内容

　そんなある夜，私は日勤の仕事が終わり"今日は
ちょっと遅くなっちゃったなあ"と思いながら帰宅
しようとしていました。

　Sさんは夕食の下膳をした後，ナースステーショ
ンに立ち寄りました。そこにいた，主治医のB先
生が「今から手術の時に採った病理組織の検査結果
を話していいかなあ」とSさんに伝えました。突
然のことにSさんは動揺した様子で，「えっ」と驚
いた顔をしたと同時に，近くにいた私の顔を不安気
にすがるような目で見ていましたが，B先生は返事
も待たぬままSさんと共に病室（個室）に行きまし
た。

　私は，⑤"病理組織検査の結果を説明する際，通常
は家族も一緒に聞いてもらうため，まず家族の都合
も聞いて日時の調整をし，患者さんも心の準備をし

問い⑤を受けてH看
護師が追記した内容

た上で結果の説明を聞くことができるよう場を設け
ることが多いのに，なぜ先生は家族もいないこんな
時間に急に話をしようとしているのだろう。結果が
よかったからSさんを喜ばせようと早く伝えたい
のか，それとも結果が悪く早急に治療を行いたいか
ら早く伝えたいのか。先生は何か意図しているのだ
ろうか。特段の事情がないのであれば，通常通り
しっかりと段取りをしてから説明してほしい”と思
いました。

　その時，ナースステーションには，私のほかに2
人の日勤看護師がいました。夜勤の看護師は食事介
助や下膳などで病棟中を駆け回っていて，その場に
はいませんでした。

　私は，勤務時間が終了し帰宅しようとしていたと
ころで，Sさんのプライマリナースでもなかったの
で，夜勤の看護師に「B先生が，病理結果について
SさんにICをするみたいだよ」と申し送り帰ろう
かと思いました。しかし，Sさんは病理結果に対し
て強い不安を抱いていることを知っていましたの
で，いよいよそれを聞くとなったら，かなり動揺す
るのではないか，もし悪い結果であったら泣き崩れ
て立ち直れなくなるのでは，などと考え，Sさんの
ことが心配な気持ちが早く帰りたいという気持ちを
上回り，私はすぐに2人を追いかけました。

　私がSさんの病室に着くと，Sさんは不安な表情
のまま，「いやだあ，先生。突然すぎる。もっとあ
らたまって聞くものかと思っていたのに。えーっ，
怖いなあ」と，B先生が話し出すのをさえぎるよう

に話していました。そこに現れた私を見るなり，S
さんは「あっ，Hさん一緒に聞いてくれるの？　よ
かった」と言ってくれましたので，私は "やっぱ
り，Sさんは突然1人で聞くことに不安を感じてい
たんだ。一緒に聞いてくれる誰かが必要だったん
だ。拒否されなくてよかった" と思い，私はそのま
まICに立ち会いました。そして，Sさんのすぐ側
に座り小さな声で「私なんかですみません。ご主人
も一緒に聞けたらよかったですね」と伝えると，S
さんは小さな声で「どうせ夫は頼りにならないし，
Hさんが一緒に聞いてくれるなら安心」と言いまし
た。

問い❻を受けてH看護師が追記した内容

問い❼を受けてH看護師が追記した内容

　実は，私たち看護師もまだSさんの病理検査の
結果を聞いておらず，こんな時間に病理結果を伝え
ることも聞いていなかったので，私自身も少しどき
どきしながら聞いていました。

　しかし，B先生は淡々と「病理組織の結果は意外
とよかったよ。リンパ節まで転移はしていなかった
よ。でも，退院してから抗がん剤治療のために通院
する必要があります」と話されました。それを聞い
たSさんの表情から一気に緊張が消え，「よかった
あ」とほっとした表情に変わりました。

　ふと気づくと，Sさんは両手でしっかりと私の
手を包み込むように握っていました。いつもボディ
タッチの多いSさんは，よく私の手を握りながら
話をされることが多かったのですが，いつになく力
強くしっかりと握られていました。そして，私の目
を見て，笑顔で「Hさん，よかったあ。一緒に聞い

問い❾❿を受けてH看護師が追記した内容

てくれてありがとう」と言いました。そんなＳさんを見て私は，本当に安心して相当うれしかったのだろうと思い，声を大きくして「よかったですね」と笑顔で伝え，Ｓさんの手を両手で握り返しました。もしその時，2人とも立っていたら飛び上がって喜びを分かち合っただろうという勢いでしたが，座っていたのでそうはなりませんでした。でも，握り合った両手を何度も上下にさせながら2人で「よかった」と繰り返していました。

⑧そこで初めて，"Ｂ先生はいい結果だったから早く伝えようとしてくれた。Ｓさんの不安を少しでも早く取り除こうとしてくれたのだ。先生もＳさんの性格などをよく理解していて，Ｓさんとの信頼関係があってこその判断だったのだ"とＢ先生の行動の意味を理解しました。

問い⑧を受けてＳ看護師が追記した内容

⑪そして私は，"本当に結果がよくてよかった。Ｓさんがこんなに喜んでくれて，感謝をされるなんて思っていなかったからうれしい。ICに同席しようという私のとっさの判断も正しかったのだ"と思うことができました。「私はただ一緒に聞きたかったからいただけです。Ｓさん，不安なことがあったらいつでも言ってくださいね」と伝えました。するとＳさんは「うん，ありがとう」と笑顔で答えてくれました。私は"看護師をしていてよかった"と実感すると同時に，私にとってもうれしい経験になりました。

問い⑪を受けてＨ看護師が追記した内容

それからというもの，Ｓさんは私を頼りにしてくれるようになりました。退院してからも私を訪ねて

病棟へ来て，「来週から抗がん剤治療が始まるの。とても心配」「抗がん剤のせいで髪の毛もまつ毛も抜けちゃった」「かつらを買ったの。似合うかしら」などと病状や治療経過の報告や相談をしてくれました。また，「Hさんならどう思う？」「Hさんがそう言うなら安心」などと言ってくれたり，私が勤務していない時に手紙を置いていったりすることもありました。また何度も，「あの時(ICの時)，Hさんが一緒にいてくれて本当によかった」と話してくれました。

　あの時，私は一瞬迷いましたが，自分の思いと直感を信じ，帰らずにSさんのICに立ち会うことを選択してよかったと思います。それは，Sさんに必要な援助であったというだけではなく，私にとっても患者さんからの信頼を得る体験になったからです。

　「患者に寄り添う看護」とはよく言われる言葉ですが，それは看護側が一方的な思いでするものではなく，患者の思いや希望に添った言動やタイミングであることが不可欠なのでしょう。そのためには，教科書には載っていない看護師の経験や直感も重要であり，その結果として，患者と看護師との間の信頼関係など，患者だけではなく看護師にも得られるものがあるのだと思いました。

◉STEP 4　事例のアウトカムを捉える

　続いて，「6ステップ」のステップ❹を参照し，事例のアウトカムを捉えます。

　H看護師の事例では，Sさんが「それから看護師を頼りにしてくれるようになった」ことがアウトカムと捉えられました。

◉STEP 5　現象の意味や価値を考える

　ここでは，STEP 4で捉えたアウトカムを導いた「看護師が行ったこと」の意味や価値を検討します。

　事例の「それから看護師を頼りにしてくれるようになった」というアウトカムは，H看護師がICに付き添ったことによって導かれたと考えられます。

　H看護師がICに付き添うまでの一連の行動には「Sさんの立場になる」「Sさんの不安を察する」「Sさんの不安に寄り添う」「Sさんと喜びを共有する」などの意味があると考えられました。それによってSさんは「今後も何かあれば看護師に相談できる」「一人で悩まなくてもよい」と感じ，「病いのプロセスをともに知ってくれる，一緒に歩いてくれる存在」としてH看護師を認識したのではないでしょうか。これがH看護師の実践の価値であり，その結果，上記のアウトカムがもたらされたと考えられます。

　このSTEP 5は，看護師に誇りと自信をもたらします。これは，看護師が何気なく行っている実践が患者にとっていかに重要で，意味あるものかを実感できる作業です。そのため，ファシリテーターの存在が重要であることはもちろんですが，複数の看護師で検討を進め，深めていってほしいステップです。

　冒頭で，実践者は研究と実践を繰り返しながら，時間をかけて"省察的研究者"になり，それが継続教育の一要素になるというショーンの言葉を紹介しました。STEP 2〜5の過程を，ファシリテーターと共に行うことに

より，そこが教育的な場となります。これを行うことで，事例を提供した看護師は，看護師としての思考や判断，患者の捉え方を，学習することができます。

　また，研修等で，複数の看護師で事例を分析した場合は，事例提供者は自分の実践を他者から認めてもらう体験ができますし，参加している看護師にとっては「看護師はこんなケアができるんだ」「私もHさんのような看護師になりたい」と感じます。この相互の認め合いが，看護師に安心感を与え，看護の質の向上につながると考えます。

◉STEP 6　STEP 2〜5 を基に，事例の構造図をつくる

　STEP 2〜5 を行い，「看護師の実践が目に浮かぶように豊かに描けたな」「そのアウトカムや意味が見いだせたな」と，書き手である看護師とファシリテーターが合意できた段階で，事例の構造を図にしてゆきます。もちろん，STEP 2〜5 を繰り返しながら少しずつ図にしていってもよいと思います。

　図 2-3 を参考にしつつ，皆さんの自由な発想で書いてください。ここで一点重要なのは，まず患者の状態や言動があり，看護師はそれに対して予測したり，判断したり，言葉をかけたり，行動したりしていると意識して図にするということです。例えばH看護師は，Sさんの様子や表情，また「突然すぎる」という言葉から，「かなり動揺するのではないか」「突然1人で聞くことに不安を感じている」と予測していますので，それが分かるように図にします。

　また，STEP 5 で検討した「看護師が行ったことの意味」については，看護師がとった行動にはどういう意味があったのかを検討して，「Sさんの立場になる」「Sさんの不安を察する」などと端的に表現しています。

◉STEP 7　既存の理論などを用いて説明する

　ここでは STEP 5 で捉えた現象の意味や価値を，既存の看護理論などを

図 2-3 ▶ ケアの構造図の例

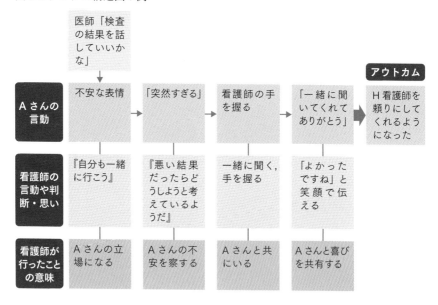

用いて説明します。何気なく行っていたケアでも，理論で説明することにより，自分の看護の核心となります。「私は間違っていなかった」「これでよかったんだ」という確かなアンカー(錨)を持つことができる経験であり，視野が広がる経験でもあります。

　H看護師の場合は，自分が行ったことの意味として挙げた「Sさんの立場になる」とはどういうことかを，哲学者のメイヤロフ(Milton Mayeroff)の「(ケアをすることは)相手の成長を助けるということ，そのことによってこそ私は自分を実現するのである」[2](カッコ内筆者)という考え方をベースに検討しました。

◉STEP 8　事例のテーマを具体的に考える

　ここまで進んだら，次は，事例を表す大きなテーマ(主題)を考えていきます。気をつけなければいけないのは，教科書にあるような言葉を使った

一般的なテーマにしてしまわないようにすることです。

　せっかく事例の記述を豊かにしてH看護師の実践を手に取るように描き，その上で分析してきたのですから，事例の特徴を表現できるように，SさんとH看護師の関係性やH看護師の行った看護の意味を含んだテーマを考えましょう。

　H看護師は最初，「患者に寄り添う看護とは」というテーマをつけました。資料1の事例を読むとその通りだと思います。しかし，資料2を読むと，もっと具体的にH看護師の判断や思い，行為などが伝わります。「患者に寄り添う看護とは」というやや一般的なテーマではなく，事例に沿ったテーマをつけたいと思いました。

　その後，Sさんが自分の不安を伝えてくるようになったという変化を捉え，「Sさんの心配事に寄り添う看護」というテーマが上がってきましたが，もう一歩シャープさが足りないなと私は思いました。私は「直感を信じICに立ち会った看護」はどうかなと考えましたが，皆さんならどのようなテーマをつけるでしょうか。

◉STEP 9　次の実践でどのように活用できるか検討する

　STEP 9では，これまでの事例分析で得た学びを，実践でどのように活用するかを検討します。ここまで，看護師の行為や判断，そのアウトカムや意味等を言語化したり図にしたりすることで，実践からの知識（実践知）を明らかにし，共有することができました。さらに，その知識を今後の実践でどう活用するかを検討することが必須です。

　ファシリテーターにとっては，リフレクションを行った看護師たちがその経験を現場で実践するための，大事な関わりでもあります。

　H看護師は後に，今回の事例分析の学びをどう活用していきたいかという問いに，「何か気になる患者や出来事があれば，迷わず積極的に関わっていきたい」と述べています(p.108)。これは，今回の事例分析によって，自分がSさんに対して直感的に行った「一緒にICを聞く」とい

う行為が，Sさんからの信頼につながったことを，確信できたからだと考えます。

「何か気になる患者や出来事があれば，迷わず積極的に関わっていく」ことは，H看護師が実践から得た学びであり，今後「あれっ」と思ったときには，迷わず行動することにつながり，さらに患者に寄り沿ったケアの実践に結びつくことでしょう。

◉STEP 10　論文化（文章化）する

ここでは，これまでの事例分析の内容を論文化していきます。ここから先は看護研究や論文のまとめ方に関する資料や書籍を参考にしていただければと思います。

看護師の実践が，リフレクションによって事例報告やケースレポートとなることで，多くの看護師への実践知の伝承につながります。これはリフレクションの一つの醍醐味だと思います。また，組織にとっては自施設の看護の質をアピールする機会にもつながります。日本の看護をアピールする機会にもなり，素晴らしいことだと思っています。

事例分析を支援するファシリテーターへのメッセージ

リフレクションを行った事例をさらに分析することで，実践した際には気づかなかった看護師の考えや判断が言語化され明確になります。当事者である看護師は「当たり前のように行っていたけれど，こんなに考えていたのだ」と思い，自分の看護に満足感を得ることができます。ファシリテーターは，この満足感が看護師にとって重要であることを意識して，事例分析を支援していきましょう。

ファシリテーターを担う看護師は，当事者である看護師よりも，経験豊富であったり，役職が上だったりする場合が多いと思われますが，自身の価値観や経験に基づくアドバイスをするのではなく，当事者がみずから

行ったことの意味に気づけるよう支援することが大切です。

　p.108 に，今回私が支援した H 看護師の感想や得られた学びを紹介していますので，ファシリテーションの際の参考にしてください。

引用・参考文献
1）ドナルド・ショーン，柳沢昌一,三輪建二監訳：省察的実践とはなにか　プロフェッショナルの行為と思考．鳳書房，325-340，2007.
2）ミルトン・メイヤロフ，田村真，向野宣之訳：ケアの本質　生きることの意味．ゆみる出版，70，1987.

ファシリテーターの支援で
事例分析を行った H 看護師の学び

Q1「今回の体験はどのようなものでしたか」
A 日頃何気なく行ってきた看護や，自分では無意識に行っていたことまで思い出すことができ，とてもよい体験となりました。事例は少し前に体験した出来事だったので，問いかけに答えられないかもしれないと最初は緊張しました。しかし，ファシリテーターの問いかけにより，意外にもつい最近のことのように思い出すことができました。これは自分だけで振り返っていたのではできないことです。

　思いの引き出しも勉強になりました。これまで何度かナラティブの事例を書いたことはありましたが，多角的に振り返ったことはありませんでした。今回は自分の行った看護や看護観をしっかりと認識することができました。そして，やはり自分の看護観の根本は，新人の頃から変わらずに自分の中に根づいているのだと改めて確認できました。

Q2「この事例を記述して印象に残ったことと，その理由を教えてください」
A 仕事を終えて帰宅しようと思った時に，医師がSさんにインフォームド・コンセント(IC)をしたいという話を持ちかけていて，それを聞いたSさんの動揺した様子を見てとっさに追いかけて行った時のこと，そして，私がとった行動に対して「ありがとう」とSさんに言われたことが印象に残っています。その理由は，自分の中に葛藤や迷いがあったけれど直感で行動したことが，Sさんにも私にもよい結果をもたらしたからだと思います。

ファシリテーターと共に事例分析を体験した H 看護師に，感想や得られた学びを聞いてみました。Q&A 形式で下記に紹介します。

Q3「最初に記述した時と，ファシリテーターの問いかけによって追記した後を比較して，感じたことはありますか」

A　初めは，「私は何も言わずにただ IC に同席しただけだった」と思いながら記述をしていました。特に文章を短くしたつもりはありませんでしたが，ファシリテーターの問いかけに答えるかたちで追記していくと，自然に文字数が倍近くに増えていました。そして，瞬間瞬間での S さんへの思いや接し方，特に意外と声をかけていたことを思い出しました。また，忘れていた「看護の素晴らしさや喜び」のようなものを感じていた自分を思い出しました。

Q4「今回の事例分析を通じた学びをどのように活用していきたいですか」

A　今後，患者の性格やニーズを理解するよう観察や情報収集をし，その患者にとって必要な援助や関わり方を意識して考えていきたいです。特に何か気になる患者や出来事があれば，迷わず積極的に関わっていきたいと思います。

　管理職としてスタッフと関わる際も同じような視点を持って，よい人間関係を構築していきたいです。また，自部署でもリフレクションを積極的に取り入れて，お互いの看護を振り返って共有し，職場全体の看護の質が高められるように活用していきたいと思います。

2.4 看護リフレクションを用いた 研修の計画と実施

本節では，経験学習や看護リフレクションの考え方を，病院看護部の研修計画にいかに組み込み，経験から学べる看護師を育成するかについて述べます。そして具体的な研修の企画・実施方法を紹介します。

看護部の研修計画にリフレクションを組み込み 1人ひとりのキャリアデザインを支える

多くの病院では，看護師1人ひとりが，自主的・自律的に目標達成に必要な能力の向上に取り組み，自らキャリアパスを描けるよう，研修計画を構築して支援しています。キャリアパスは，自分自身の看護実践能力を確認し，OJTやOff-JTなどのさまざまな資源を活用しながら，看護師が自らデザインするものです。

私は，教育担当者として，看護師のキャリア開発のためのグランドデザインを構築してきました[1,2]。随所に経験学習や看護リフレクションの考え方を組み込み，看護師にリフレクションを身近に感じてもらえるような仕掛けをつくってきました。看護師が日々経験を積み重ね，リフレクションをしながら，それぞれのペースで確かな知識・技術・態度を身に付け，ジェネラリスト，スペシャリスト，看護管理者を目指していくシステムを可視化することで，キャリア支援の全体像を説明できるのです。

組織では，看護リフレクションを用いた研修(看護リフレクション研修)を毎年受けることができる仕組みづくりも大切です。年に一度でも，看護師が自己の看護実践を静かな環境で振り返ることは，リフレクティブな実践家を育むことにつながります。

学習者支援の構造

　看護リフレクション研修における学習者への支援は，経験した実践を「❶書く(記述する)」ことの支援，書いた(記述した)実践を「❷語る」ことの支援，それらの「❸看護観を形成し深める」ことにつなげる支援，大きく３つの要素から構成されます(**図 2-5**)。

　また，上記の３つの学習者支援に活用できる２つのフレームがあります。１つは 2.2 で紹介した６ステップの看護リフレクションのフレームです。これは，経験の浅い看護師や，看護リフレクションを初めて行う看護

図 2-5 ▶臨床での「看護リフレクション」を通じた学習者支援の構造

```
┌─────────────────────────────────┐
│          ❶実践を書く支援          │
└─────────────────────────────────┘
```

- 経験の浅い看護師が書く場合は，「6 ステップ」で支援する
- 看護経験 4 年目ぐらいから専門看護師などが研究として事例分析に取り組む場合には，「10 ステップ」を用いて支援する

```
┌─────────────────────────────────┐
│          ❷実践を語る支援          │
└─────────────────────────────────┘
```

- 研修では❶で記述した事例を語ることが基本となる
- 臨床では看護師長などが支援し，日々の現場での実践を振り返り語ることが中心となる(臨床でのリフレクションの場合は必ずしも「実践を書くこと」を必要としない(例：ちょこっとリフレクション)

```
┌─────────────────────────────────┐
│        ❸看護観を形成し深める支援        │
└─────────────────────────────────┘
```

- 「❶実践を書く支援」「❷実践を語る支援」とともに，看護師個々の経験から培った看護観を形成し深める支援となる

師でも実施することができます。もう1つは，2.3で紹介した10ステップの事例分析のフレームです。こちらはより探究的なアプローチで研究として事例分析を行う際にも活用できます。この2つのフレームの活用については以下でも述べます。

研修に看護リフレクションを取り入れる目的

　病院の研修において看護リフレクションを取り入れる目的は，過去の実践を振り返って，次の実践で活用できる知識を見いだし，その活用方法を検討することで，1.3で述べた「行為の中のリフレクション」が実践できるリフレクティブな看護師を育成するためです。

　また，研修で看護リフレクションを学んだ看護師は，その後もリフレクションを通じて成長することができます。具体的には，①看護実践を語り合う，②事例分析を通じた看護の探求，という大きく2つの方法があります。

◉看護実践を語り合う

　研修内で実践を語り合った後は，そこでの学びを研修後に実践し，その実践を再び同僚と語り合うことを目指します。しかし実際は，研修での語り合いで終わってしまうケースがはとんどだと思います。そこで，臨床では看護師長などが現場での語り合いを支援し，日々の実践を振り返り語る機会を意図的に持つと実践の質が改善すると思います。

　なお，臨床での看護リフレクションの場合には，必ずしも「実践を書くこと」を必要としません。新人看護師や経験年数の浅い看護師を対象とするリフレクションは，日々の実践の振り返りとして，仕事が終わった後に行うことが多いと思います。この現場で行う振り返りが，経験年数の浅い看護師には重要です。実践の振り返りシート（**図 2-6**）などを作成して残しておくのもよいでしょう。その後，必要に応じてコルブの経験学習モデル

図 2-6 ▶実践の振り返りシート

患者名 _____　　問題点
ID _____　　　　具体的目標

	患者の状況と言動 （表情・言動・態度など）	データ・情報	看護師の言動・考えたこと・ 今後の方針（治療含む）
年　月　日 時〜　時			
評価			次回の目標・ケア計画

　の要素を入れ，「何を学んだか」と「その活用法」を入れることが，次の実践につながります。

　図 2-7 に看護リフレクションを行う場の例を示しました。これまで伝えてきたように，研修の場や研究的な取り組みなどの構造化された場があります。また，実践においてちょっと語り合う場（ちょこっとリフレクション）も大切です。その他にも，皆さんが工夫してさまざまな形でリフレクションを行う場を考えるとよいでしょう。

◉事例分析を通じた看護の探究

　「看護の探求」とは，看護実践を記述し，後ろ向きにケースレポートや事例報告（事例研究）としてまとめるものです。継続教育のグランドデザインに位置付けられます。

　ケースレポートや事例報告は 1 人ではなくグループで行います。そし

図 2-7 ▶ リフレクションを行う場を豊かにつくる

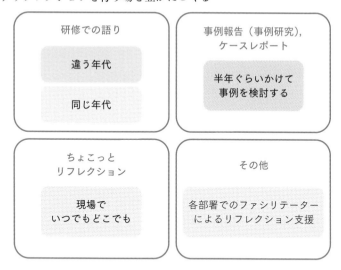

研修での語り

違う年代

同じ年代

事例報告（事例研究），
ケースレポート

半年ぐらいかけて
事例を検討する

ちょこっと
リフレクション

現場で
いつでもどこでも

その他

各部署でのファシリテーター
によるリフレクション支援

実践を語り合うことで気づきを生む
→その気づきを実践し→実践したことを語るという仕組み作り

　て，数か月かけてケースレポートや事例報告としてまとめるため，ファシ
リテーターが必要です。できれば直属の看護師長や主任のみではなく，教
育担当者なども担うのがよいと思います。同じ部署のメンバーだと，お互
いに患者の状況を知っているため客観的な言語化がしづらくなったり，後
輩は先輩の意見に同調する可能性が高かったりするためです。

　この事例分析でも，前項で紹介した2つのフレームを活用することが可
能です。経験の浅い看護師が書く場合は，ケースレポートでよいと思いま
す。その際には2.2で紹介した看護リフレクションの6ステップで支援す
ることをお勧めします。

　看護経験3〜4年目以上の看護師や認定看護師などが研究として事例分
析に取り組む場合には，2.3で紹介した事例分析の10ステップを用いて
支援します。これらはその場合，実践内容を分析するもので，研究として
発展させて学会等で発表することが可能です。その場合，事例を書く段階

で研究計画書を立案し，患者やご家族に研究や学会等での発表の承諾を得て，さらに研究倫理審査委員会に承認を得ることが必要になります。

看護リフレクションを活用した研修と実践の関係性

　続いて，看護リフレクションを活用した研修と実践の関係性を解説します。
　図2-8に研修と実践の場の関係性とその構造を示しました。1.4で示したSECIモデル(p.37)を参考に考案したモデルです。研修での学びと現場での実践をつなぐことによって，暗黙知から形式知を創造し，形式知から新たな暗黙知を創造することを促します。また，自己の看護観を育て成長する循環を創ります。
　研修にはグループワークなど参加型の方法を取り入れ，図2-8の「実践を語る【表出化】」と「他者と共有する【共同化】」による，看護実践の語り合いの場を意図的に準備します。4〜6名程度のグループで語り合うことによって，研修参加者は看護の意味づけ，実践方法の問い直しやそれまで

図2-8 ▶ 看護リフレクション研修の構造
- 暗黙知から形式知を創造し，形式知から暗黙知を創造する
- 自己の看護観を育て成長する循環を創る
- ファシリテーターは主にフィードバックによって表出化と共同化を支援する

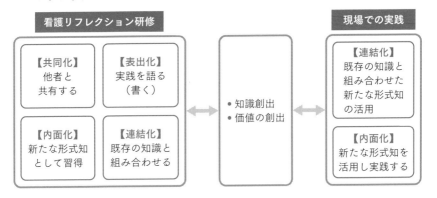

持っていなかった新たな視点を得ることができます。

　この段階はリフレクションで最も重要な場面です。そのため，ファシリテーターは研修参加者の語りに対して，意図的に肯定的な問いかけやフィードバックを行い，実践からの学びの【表出化】【共同化】が推進されるように支援します。例えば，「○○を行ってみて，どうだった？」「患者さんは，なぜそのような言葉を言ったんだろうね」といった問いを投げかけます。これによって研修参加者は，自分の行為を言語化（表出化）できるのです。研修で自己の実践を語り合うことで，自身の看護行為が意識化され意図的に実施できるようになれば，より患者に沿った質の高いケアを提供することにつながるのです。

　また，今までの実践のやり方そのものを再考するために，「二重ループ学習」(p.41)を用いて研修参加者に問いを投げかけることも重要です。これによって，研修参加者が知識や実践方法を自ら問い直したり，他者から新たな視点を得たりするからです。

　初回の研修の後，研修参加者は研修での学びや気づきを実践の場で活用します。活用することによって，新たな知識として蓄積します（内面化）。

　そして，さまざまな研修において，臨床で自己の役割に応じて行った実践を仲間と語り合うことで，さらなる学びや気づきが起こります。これらを繰り返すことで，研修参加者の看護観が深まり視野が広くなります。

対象者と目的を明確にする

　多くの病院では，研修を経年別ラダー別などの段階に分けて行っていると思います。どの研修にも言えることですが，研修を企画するときには，対象者と目的を明確化する必要があります。

　後で研修の展開例として紹介しているように，看護リフレクションを活用した研修は全ての看護師を対象に行うことができますが，「おおよそ4〜5年目以上の中堅看護師」と「主任(副看護師長・係長)」を対象にし

た研修はぜひ実施していただきたいと考えます。

その理由は，ある程度実践を積んだ看護師は持論(p.38)を形成し，瞬時に患者にケアを実施できますが，その一方で無自覚・無意識にケアを行っていることが多いからです。ケアに困らなくなっているという錯覚も生まれ，患者の立場からケアを捉える視点を見失っていることも少なくありません。また，主任(副看護師長・係長)は現場のリーダーであり，メンバーとともに実践も行っており，ファシリテーターとしての役割を期待しているからです。

普段，当たり前に行っているケアはどのようなものか，その価値に改めて気がついてほしい看護師にこそ，看護リフレクション研修に参加してもらいたいと思います。

◉中堅看護師を対象にする場合

中堅看護師が学習者になる場合は，看護リフレクションとはどのようなものか，事例を用いて実体験してもらうことを目指します。自己の実践を振り返り，そこから価値や意味を見いだし，次の実践に生かす手立てを探し出すことを支援するためです。看護リフレクションを通して，実践から学ぶ方法を身につけてもらうことが研修の目的となります。

◉主任(副看護師長・係長)を対象にする場合

主任(副看護師長・係長)を対象にする場合は，ファシリテーターとしての看護リフレクションの進め方，支援の方法を学ぶことを研修の目的とします。看護リフレクションの進め方を学ぶときにも，まずは事例を書いて分析するプロセスを体験し，自己の実践を振り返る意義を実感することが必要です。各部署での人材育成として日々の看護実践の振り返りを行う際に，ファシリテーターとして適切に看護リフレクションを行うためにも，研修での学びを活用してほしいと考えています。

経験学習シートの構成

　私はコルブの経験学習モデル(p.56)を基に,「経験学習シート」を作成し,さまざまな場面での人材育成に活用してきました。経験学習のサイクルを回すためのツールであり,集合研修でも病棟の人材育成でも活用することができます。

　コルブの経験学習モデルについて松尾[3)]は,「人は,①『具体的経験』をした後,②その内容を『内省し(振り返り)』,③そこから『教訓』を引き出して,④その教訓を『新しい状況に適用する』ことで,学んでいる」と説明しています。単なる経験のしっぱなしでは何も得ることができないとも述べています。

　私が活用している経験学習シートは,5つの枠で構成されています(図2-9)。まず,「❶印象に残った看護場面」を記載します。次に「❷なぜその場面が印象に残っているのか」という理由を記載します。そして,「❸それはどのような看護であったのか」,つまり自分が何にこだわっているのか,何を大切にしているのかを自問自答しながら記載します。そして,「❹そこにどのような学びがあったか」,つまり❶～❸を通して見えてきたことは何かを書いていきます。最後に「❺今後大切にしていきたい看護」など,自分の目標や展望を記載します。

　陣田[4)]は,こうしたプロセスを「経験の概念化」と位置づけ,看護師としての経験を振り返りその意味を見いだすプロセスであると述べています。図2-9のシートは普遍的な内容になっています。研修のテーマや振り返りたい内容によって,❶～❺の問いかけの文言を変えますが,基本的な考え方は変わりません。

図 2-9 ▶ 経験学習シート

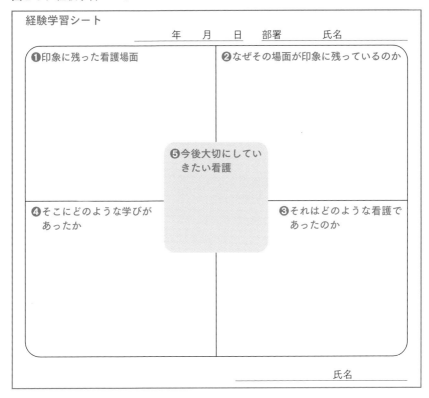

研修での経験学習シートの活用例

　実践を振り返る機会は，研修によって提供することができます。研修は，**図 2-10** のようなプロセスを参考にして行います。

　以下に一例として，新人看護師を対象にした，実践を振り返る研修の場の進め方を説明します。

図 2-10 ▶看護リフレクションによって経験を知恵に結実させるプロセス

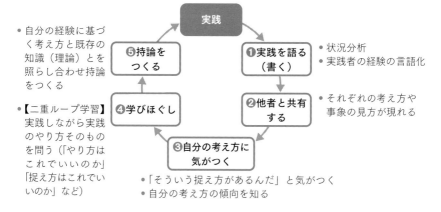

【実践的認識論】よりよく実践するにはどうしたらいいかを実践しながら考える
⇒意味を探求し原則を生み出す実践家への成長

❶実践を書く

　新人看護師は「経験学習シート」に印象に残った場面などを記述します。経験学習シートに書くことで，すでに経験している状況を分析的に考えることができます。

❷他者と共有する

　4名のグループメンバーで，それぞれの看護実践の経験を語り合い，感じたことなどを伝え合い，共有します。すでに経験した事柄を言葉にすることで，それぞれの考え方や事象の見方が現れます。

❸自分の考え方に気がつく

　経験を共有する中で，「そういう捉え方があるんだ」と気づき，同時に自分の考え方の傾向に気がつきます。この気づきを得るためには，ファシリテーターのフィードバックが重要です。

　例えば，p.33 の新人看護師の語りのように，大事にしている看護が患

者さんに沿ったものであることが語られたとき，ファシリテーターは実践を検討して気がついたことを，達成すべき目標と照らし合わせました。自分たちで検討した気づきが，目標と合致することで，「これでいいんだ」という確かなものに変換されます。

❹学びほぐし

業務や手順を覚えることで，精いっぱいの現状であることに気がついた新人看護師たちは，改めて患者さんの存在に気がつくことができました。このことから実践を業務としていたことに気づくだけではなく，患者さんの存在を意識した実践について考えました。

経験したことから新たな気づきを得て，患者さんを捉える視点を変えることは，実践と自分が大切にしている看護を照らし合わせていくことです。

このことから，看護実践に対する思考過程を広げることができ，実践から学んでいる実感を感じ成長することにつながります。

❺持論をつくる

❸で「新人看護師の実践と目標とが合致することへの気づき」について述べましたが，❺は一歩進んで，自分の考えと既存の知識(理論)を統合させて，「持論」(p.38)をつくる段階です。自分に当てはまる考え方だけではなく，よりカバー範囲が広い，周囲の人々を含む自分の世界を超えた世界でも成り立つ"ワールド・セオリー"へと広がる可能性もあります[5]。

看護リフレクション研修の基本型

続いて，看護リフレクション研修の基本型をご紹介します。後で対象別の研修の展開例を応用編として紹介しますが，基本になるのはここで紹介する構成だと考えてください。

本節で先にも述べましたが，本書では看護リフレクションにおける学習

図 2-11 ▶ 6 ステップによる看護リフレクションの流れ

ステップ❶事例を書く(患者の状態をもとに実践を記述する)

ステップ❷事例を語る

ステップ❸事例を探求的に振り返る

ステップ❹事例のアウトカムを捉える

ステップ❺現象の意味や価値を考える,また次の実践でどのように活用するか考える

ステップ❻発表する

者支援に活用できるフレームとして,6 ステップによる看護リフレクション(2.2)と,事例分析の 10 ステップ(2.3)を紹介しています。ここでは,経験の浅い看護師や,看護リフレクションを初めて行う看護師でも実施することができる,6 ステップによる看護リフレクション(**図 2-11**)を用いて解説していきます。

◉研修企画の実際
　実際の研修では下記のコンテンツを主な内容として,研修の時間や対象者に応じて企画していきます。
• リフレクションについての講義
• 経験を積むことについての講義
• 実践家が陥りやすいことについての講義
• 記述した事例を用いて看護を語る(グループワーク)
• 看護リフレクションの実際(事例の展開)についての講義
• 1 人の事例を用いた事例の展開(グループワーク)
　表 2-1 に 6 時間の研修のタイムテーブルの例を紹介します。

表 2-1 ▶ 6時間の研修の構成

●テーマ：看護リフレクション―看護の質を高める経験の語り合い
●日時： 年 月 日（ ） 9:00〜16:00（休憩を除き 6 時間）
●演習テーマ：看護リフレクションの実際
●目標：日々の看護経験に看護の価値や意味を実感でき，看護観を育むことのできる教育
　について検討し，体験することができる。
●対象者：中堅看護師
●参加人数：約 35 名
●事前学習課題
　1）A 4 用紙 1 枚程度で自分が経験した看護事例を記述してくる
　2）上記 1）自己の事例を説明できそうな看護理論を選択しておく

時間	項目	内容
9:00〜 9:10	自己紹介（東）	オリエンテーション
	個人ワーク①	目標の設定
9:10〜10:40	講義①（90 分） ・途中で休憩を入れる ・個人ワークを適宜入れる	・リフレクションについての講義 ・経験を積むことについての講義 ・実践家が陥りやすいことについての講義
10:40〜10:50	休憩	
10:50〜11:20	演習①：グループワーク（1 グループ 4〜5 名程度のグループを編成する）	・自分が記述してきた事例をもとに「看護を語る」を体験する（1 人 7 分程度） ・「看護の語りを聴く」体験をする
11:20〜11:30	個人ワーク②	演習①で印象に残ったこと，学んだことの振り返り
11:30〜12:30	昼食	
12:30〜13:00	講義②	看護リフレクションの実際（事例の展開）についての講義
13:00〜14:30	演習②：グループワーク	1 人の事例を選んで看護リフレクションの実際（事例の展開）を体験する
14:30〜15:30	発表・質疑	学びの共有：グループ発表と意見交換（8 グループ×〔発表 5 分＋意見交換 2 分〕＝56 分） 【発表内容】 ①テーマ・事例紹介

（表 2-1 の続き）

		②事例のアウトカム ③どういう看護が行われていたか ④その看護はどういう意味があるか ⑤活用できる理論 ⑥学んだこと ⑦臨床での活用
15:30〜15:40	個人ワーク③	「見えてきたこと」と「今後どう活用するか」をまとめる
15:40〜15:55	グループワーク	「見えてきたこと」と「今後どう活用するか」を共有する
		実践への活用の検討を行う
		学んだことは何かを振り返る ・学習ニーズの明確化 ・習慣的な行為からの脱却 ・自分自身行動の結果に気がつく ・不確実性の多い事柄を解決することができる
15:55〜16:00	まとめ	

◉研修企画の中核となる「事例の展開」

　事例の展開（事例の記述，語り，分析）はリフレクション研修の中核部分になります。自己が経験した事例を記述し，グループワークで語ることで他者と共有し，新たな気付きを得ていきます。なお，事例の記述，語り，分析の方法，および記述・語りにおけるファシリテーターの支援については 2.2，2.3 をご参照ください。

　経験から学ぶのは看護実践に限ったことではありません。私たちは日常生活の中で常に多くのことを経験から学んでいて，ただそれに気づいていないだけなのです。リフレクティブな実践家を育てるためには，日々身近な事例から学ぶことができるという意識を学習者に持ってもらうことが重要です。そのため，研修で記述する際にはできるだけ身近な事例，特別ではない事例を選択することが重要です。

◉事例の選択のポイント

【成功事例】

　リフレクションに慣れていない時期は基本的に成功体験を事例として取り上げることを勧めます。例えば，患者から「ありがとう」と言われた事例を取り上げ，なぜ「ありがとう」と患者が言ってくれたのかを振り返るのです。看護師は成功事例を「できて当然」と捉えがちで，意外と印象に残りにくい傾向があります。優れた実践として捉え直し，その技を伝え合い承認してもらう経験が重要です。

【失敗事例】

　看護リフレクション研修で，「失敗したのでどうすればうまくいくか検討したい」という理由で失敗事例を挙げてくる看護師は少なくありません。患者や家族の反応が予測と異なった経験や，心の中にしまっていたつらい経験を，思い切って語ったり記述してくれたりするのです。

　そもそも失敗事例とは何でしょうか。患者のニーズに応えるために，看護師は看護過程のプロセスを繰り返しています。ケア後の患者の反応が思わしくなかったときにはすぐ察知して，ケアの修正を図ります。この修正が思うようにいかなかったときに，看護師は「うまくいかなかった」と思ってしまうのかもしれません。結果として，実施したケア全体を否定し，失敗事例として心に残る傾向が見られます。

　看護リフレクションはこのような事例に，大きな力を与えてくれます。「うまくいかなかった」と真摯に振り返ることから学べることは数多くあります。また，同じ事象でも角度を変えて見ることで，価値のある看護実践であったと捉え直すことができます。こうした別の視点や示唆を提示するのが，ファシリテーターであり，共同学習に共に取り組む学習者なのです。

　看護リフレクションで注意が必要なのが，失敗事例の中でも「ケアが不足していた事例」です。実はファシリテーターによる学習支援において，

最も力量が必要となるのがこのケースです。なぜなら学習者が，どこでどのようにケアが不足していたのか気づいていない場合が多いからです。

また，このとき，ファシリテーターは学習者である看護師の考えを変えることはできないと自覚して関わる必要があります。同じ施設に勤める看護師であれば，ファシリテーターが「ケアの不足の修正が必要な看護師である」と心に留めることで，まずは十分だと思います。

例えば，研修後に，看護師長が病棟の臨床教育の中で，ケアが不足していた事例を共に振り返ることで気づきを促すような支援が望まれます。

◉グループワークで，記述した事例を語る

集合研修のグループワークでは参加者全員の事例を時間をかけて分析することはできないので，じっくり時間をかけて分析する事例は，1グループにつき誰か1人の事例になります。

そのため，その前に，他のメンバーが事例を紹介し合う(語る)時間を設けています。語る時間は4名で1人7分ぐらいが適切です。また，語るときには記述した内容は見ません。記述した内容よりも豊かな内容があふれ出てくるのが語りの特徴です。埋もれていた事例が想起され，他者に語ることで，そのときに何を考えていたかに初めて気づいたりもします。

記述では自己に向き合いますが，語りでは他者にも自己にも向き合います。この経験が看護リフレクションでは大切です。自己と向き合いながら他者に語る。一見単純に見えますが，高度な取り組みであり，普段の実践の中で知識のやり取りをするためには欠かせない取り組みです。

研修の対象別展開例

ここからは，前述した看護リフレクション研修の基本型を応用した，対象別の展開例を紹介していきます。下記の3つの展開例を解説します。

• ロールモデルの実践から学ぶ「観察研修」

- 経験学習シートを活用した「リーダーシップ研修」（観察研修の応用）
- 中途採用者研修

⦿ ロールモデルの実践から学ぶ「観察研修」

　私が病院の教育担当者として行った研修の 1 つに，ロールモデルの実践から学ぶ研修があります。これを「観察研修」と呼ぶことにします。

【観察研修の目的】

　看護リフレクションを組み込んだ「経験からの学び」をスタッフ間でリレーションする(つなぐ)研修の仕組みづくりの一例です。新人看護師を対象とした入職時の研修，2〜3 年目の看護師を対象としたプリセプターシップ研修，3〜4 年目の看護師を対象としたリーダーシップ研修の一部として行われます(リーダーシップ研修については後述します)。

【観察研修の構成】

　観察研修は，研修の目的に沿ってロールモデルの実践を見て，分析(グループなどで検討)して発表するという研修です。教育担当者は，それぞれの研修の目的に沿ったポートフォリオを入念に準備することが必要となります。

　例えば新人看護師は新入職員教育の一環として，配属先で先輩看護師の実践を観察します。その観察研修で新人看護師が得ることができるものは，これから配属となる部署の先輩たちがどういう看護をしているのか，どういう看護観を持っているのか，どういう看護体制であるのか，患者さんはどういう疾患や検査が多いのかなどです。これらを，先輩の看護を通して知ることができます。

　そして，新人看護師は，ポートフォリオに先輩が行った実践の観察記録を書き，さらに分析的に観察した内容をまとめます。観察研修では広義のリフレクションのプロセスを応用しています。

この観察研修は，**図 2-12** のように実践を観察する立場と観察される立場が研修ごとに入れ替わり繰り返す仕組みになっています。新人看護師で考えると，入職時に新人看護師として先輩看護師のケアの観察を行い，2 年目には次期プリセプターとしてプリセプターの先輩を観察します。そしてリーダーの役割を取り始めると，リーダーとしての姿を後輩に見せることになります。

　先輩看護師の実践を観察し，次に後輩看護師から自分が観察されることによって，「先輩の実践をどう見れば自分の役に立つのか」「実践をどう分析すればよいのか」「どういう力をつけていけば先輩のようになれるのか」という視点を持つことができます。逆に，実践を後輩看護師に見せることで，自分の実践をどう後輩に示し，何を言葉で伝えればよいのかなどを，実践現場で相互に体験することができます。

　これは他者の実践から学ぶことであり，先輩看護師が培ってきた実践から得た知識を後輩看護師が学ぶ機会となっています。

　こうして，新人看護師は実践から学ぶ方法を 3 回の観察研修を通して学ぶことができ，新人から中堅へのプロセスを踏んでいきます。また，先輩看護師たちが実践で蓄えた知識を，言語化して後輩看護師たちにリレー

図 2-12 ▶観察研修を取り入れた研修の構造図

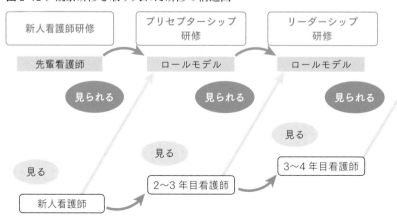

ションすることができるのです。

【観察研修におけるファシリテーターの支援のポイント】

　上記の取り組みは，新人看護師の技術習得状況を評価する際の考え方につながります。厚生労働省の「新人看護職員研修ガイドライン」[6]の評価の考え方には「新人看護職員が自信を持って一歩ずつ能力を獲得していくために行うものである。評価者は新人看護職員と一緒に考え，励ます姿勢で評価を行う」とあります。

　技術の習得には「あれこれやるうちにうまくいく」という経験の積み重ねも必要です。先輩看護師は自分の経験を踏まえながら，成功体験や失敗体験を「なぜ，うまくいったのか」「なぜ，失敗したのか」という経験から学ぶ視点を一緒に考え，新人看護師が「次はこうやってみよう」と前向きになる関わりをしてほしいと願っています。

◉経験学習シートを活用した「リーダーシップ研修」（観察研修の応用）

　看護実践能力を段階的に表現した，キャリア開発プログラム（career development program：CDP）を導入している施設も多いと思います。私が勤務していた病院でも，看護師が生涯かけて実践能力を習熟しながら成長していく指針として CDP を導入し，第1段階から第4段階までで構成していました。ここでは，前述した「経験学習シート」(p.118)を活用した研修として，CDP の第3段階(入職4年目以降)に位置付けられる「リーダーシップ研修」を紹介します。

【リーダーシップ研修の目的】

　この研修は看護チームにおけるリーダーシップの在り方を理解し，目標達成に向けて役割について検討することを目的に企画しています。他者(ロールモデル)の経験を自分の経験として学び，学びを共有することでさらに学びを広げ，実践をよりよいものに改善していきます。

【リーダーシップ研修の構成】

　リーダーシップ研修は2回コースで組んでいます。まず1回目の研修では，お互いのリーダー体験を語り合い，自分がリーダーとして大切にしていることや行っていることの意味を確認していきます。そして，1回目の研修から約1か月後に2回目の研修を行います。

　1回目と2回目の研修の間に，研修参加者には課題を出します。課題は，自分が信頼する，素敵だな，いいなと思うリーダー看護師の実践を意図的に観察したり，インタビューするというものです。この様子を経験学習シート（**図 2-13**）にまとめていきます。

　❶リーダー看護師の行動や対応で印象に残った場面，❷印象に残った理由，❸リーダー看護師は何を考え行動・対応していたのか，リーダー看護師が意識していることや大切にしていること（インタビュー），❹そこにどのような学びがあったか，❺自分が目指すリーダー像，を記載します。そして最後に，観察やインタビューを通しての学びを記載していきます。シートを完成させた後，自分が観察した看護師にシートを見てもらい，コメントをもらいます。

　2回目の研修では，経験学習シートを元に自分が見聞きしたこと，学んだことを研修参加者間で語り合います。そして最後に，今，自分が目指すリーダー像と，そのための課題を考え，経験学習シートに追記していきます。さらに1か月後に，自らのリーダーシップの実践を記述し，振り返りを行います（**図 2-14**）。

【リーダーシップ研修におけるファシリテーターの支援のポイント】

　経験学習シートを活用したリーダーシップ研修の中核は，バンデューラ（Albert Bandura）[7]の社会的学習理論における，モデリングによる学習を実践した観察研修です。社会的学習理論は，「学習する人が直接経験せず，他者を観察して真似すること（モデリング）で学習が成立する」ことに着目した理論です。これにより，新しい行動を身に付けたり，適切な行動

図 2-13 ▶経験学習シート（リーダーシップ研修用）

経験学習シート 〈自分が信頼する先輩看護師からリーダーの実践を学ぶ〉
　　　　　　　　　　年　　月　　日　　部署　　　　氏名

❶先輩看護師の行動や対応で印象に残った場面
（例えば，スタッフが昼休憩に入るための調整をする場面，緊急入院の要請を受け調整する場面，そろそろ手術が終わりそうなタイミングから次の手術が開始される場面など）

❷なぜその場面が印象に残りましたか？

❺私がなりたい・私が目指すリーダー像は？

❹そこにどのような学びがありましたか？

❸その場面で，先輩看護師は何を考えていましたか？（インタビューしてみよう）

【先輩看護師の観察やインタビューを通しての学び】

【先輩看護師からのコメント】

　　　　　　　　　　　　　　　　　氏名

を促したり，不適切な行動を抑制したりできると言われています。

　モデリングは，「注意→保持→運動再生→動機づけ」の4つの過程に分類されます。研修生は自分が信頼する看護師の実践を「よく見て・聞いて」（注意），「観察したことや学んだことを記憶に留めるため経験学習シートに記述し」（保持），「研修生同士が，学んできたことを自分の実践も踏まえて語り」（運動再生），「お互いの見聞きした看護師の素晴らしい実践を認め合い，最後に目指す姿を考える」（動機づけ）プロセスを踏んでいます。

図 2-14 ▶ 先輩看護師の実践から学ぶリーダーシップ研修の仕組み

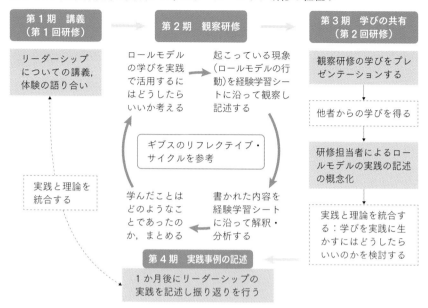

　一方，観察されたリーダー看護師にも，モデルとされたことが自信につ
ながり，より意識的な行動をとれるようになることが期待されます。ま
た，インタビューを受けることで自分の実践を振り返る機会にもなりま
す。

　研修参加者からは毎回，「尊敬する先輩にインタビューし，普段聞けな
かったリーダーとして大切にしていることを聞けたので常に心がけていき
たい」「今回学んだことを心がければ，リーダーとして成長していけるの
ではないかと思い，少し自信がつきました」などの感想が聞かれます。他
者の経験を自分の学びにし，身近にいる素敵な仲間を意識できる研修に
なっています。

◉中途採用者研修
　経験を積んだ看護師の採用を行っている病院も少なくないと思います

が，中途採用者研修においてもリフレクションを取り入れることが効果的です。

　中途採用者は，経験年数やこれまで受けてきた看護継続教育もさまざまです。中途採用者は即戦力であり，各自目標を持って就職してきます。就職先の環境に慣れ，その人の実践力が発揮されるまでには数か月ほど時間がかかると言われています。この数か月をさらなるキャリア開発へと飛躍するための準備期間と捉え，支援していくことが必要です。

　一方，これまでの環境と再就職後の環境の違いに戸惑ったり，これまでできていたことが思うようにいかない自分に焦ったり，職場の価値感が異なることなどで自信を失いがちになるとも言われています。

　そこで，中途採用者が現状を見つめながらこれまでのキャリアを振り返り，今後の自分のキャリアをどのように開発し自己の力をどのように発揮していくかを考える足掛かりにするための機会を，研修を通じて提供します。私の経験から，中途採用者には入職後1年間に2回程度の研修を行うことが必要ではないかと考えています。

【中途採用者研修の目的と目標】

　前述の背景を踏まえると，研修の目的は「中途採用者がこれまでの自己の経験を振り返り，自分らしく生き生きと実践を行うことができる」となります。また研修の目標は，次の4点になります。

- これまでの看護経験を振り返りその経験を大切なものだと考えることができる
- 自施設での自己の役割や看護の仕方を考えるきっかけにできる
- 他者の経験を聞くことで視野を広げることができる
- 自施設のよさを確認し仕事が継続できると考えられる

【中途採用者研修の構成】

　研修の構成はいたってシンプルです（表2-2）。病院の状況によっても異

表 2-2 ▶中途採用者研修のタイムテーブル

時間	項目	内容とねらい
15:00	研修目的の周知	【ねらい】 研修目的を確認し研修への準備性（レディネス）を高めることができる
15:10	自己紹介	「通勤経路と楽しいこと」
15:30	自己を振り返る	【ねらい】 ● 現在の自分を時間軸で考え，どの位置にいるかを確認する，またその理由を考える ● 他者の経験を聞くことで視野を広げることができる ● これまでの看護経験を言語化することでこれまでの自己を肯定的に考えることができる ● 他者の話を聞くことで自分との共通点や差異を知ることができる
15:40	①個人作業	● 最近の看護実践で印象に残ったことを経験学習シートに書く
15:50	②語り合う	● 自己の看護を語り，他者の看護を聴く ● 上記を踏まえてこれまでの自己を振り返り，参加者で共有する
16:20	キャリアデザインについて考える	● 看護師のキャリアデザイン（『看護師のキャリア論』の内容を取り上げる） ● キャリアの考え方（同上） ● この病院でどのような仕事をしたいか ● 自分に何を期待しているか ● 自分は何が得意か ● その技術をどのように身に付けてきたか
16:40	短期目標の設定	【ねらい】 ● これからの1か月あるいは2か月程度をどう実践していくかを話し合うことができる ● 一緒に頑張る仲間を作る
16:50	研修の感想・どういう体験であったか	● 各自参加した感想・どういう体験であったかを語る
（5分）	まとめ	● キャリアサポート面接の紹介 ● ラダーの意義

なりますが，研修時間は2時間，研修参加者は5〜6名程度を想定します。研修参加者は事前課題として，勝原裕美子著『看護師のキャリア論』（ライフサポート社）の「看護師のキャリアデザイン」「燃え尽き」などの章を読んでから参加します。

　輪になって座り，「経験を語り合おう」という雰囲気をつくります。最初は「何をするんだろう」と構えてしまう研修参加者もいますが，自分の経験を語るうちにだんだん打ち解けて，研修時間の2時間が終わるころには生き生きと自分の経験を語るようになります。

　中途採用者の経験は多様ですが，共通点は「新しい職場での戸惑い」「これまでの自己の経験を誰も知らない」ことです。同じ立場同士，それぞれの経験を語り，自分の選択には理由があったこと，これまでの経験が無駄ではないこと，過去の経験があって今の自分があることなどを認め合い，確かな自己を確認することができます。そして，自分の力が発揮できるまで頑張ろうという前向きな思いになります。経験を語ることで自分に力を与えることができる，看護リフレクションの醍醐味を感じられる研修です。

参考：CDPによる実践の評価

　リーダーシップ研修の項(p.129)で述べましたが，私が勤務していた病院では人材育成のために，新人看護師は年3回，それ以外の看護師は年1回，評価を実施していました。看護師は，評価を通じて自己の課題を明らかにし，次の目標とその行動計画を立案し，次の評価まで日々実践を重ねていきます。この評価にも，前述した観察研修やバンデューラのモデリングの要素を取り入れていました。

　まず，被評価者はCDPの自分の熟達度レベルにおいて求められている各評価項目(目標)について，4段階で自己評価を行います。

　次に，自分のロールモデルとなりそうな看護師に他者評価を依頼しま

す。他者評価を依頼された看護師は，仲間である看護師の日頃の実践を意識して観察します。「あの関わりいいな。素敵だな。なぜ，あのようにしたのだろう」と疑問を持ちながら観察することで，他者評価を依頼された看護師も仲間の技や知識を学ぶことができます。

　続いて，総合評価です。自己評価と他者評価が大きく異なるところについては，なぜ評価が異なるのかや，評価した理由を語り合い，総合評価を決めていきます。この検討も大切なプロセスです。この語り合いの中から日頃の実践の振り返りができ，実践力の向上につながります。この評価の場面でも経験学習シートを活用していました。

　CDP による評価の後には，「目標達成用紙」を使い，「私の課題」「目標」「（具体的な）行動計画」を立案します。最後に，自分の「大切にしていきたい看護」を明確にしていきます。完成した用紙は，係長や看護師長が確認し，コメントします。看護師 1 人ひとりの課題や目標を確認し，共有すると同時に，より目標達成がしやすいように具体的な行動計画を立てられるよう支援できます。

　このように経験学習やリフレクションを基盤にした評価システムを通じて，自分の成長や目指す看護を確認することは，キャリアをデザインする上で大切な機会になります。

引用・参考文献 ‥‥‥‥‥‥‥‥‥‥‥‥‥‥‥‥‥‥‥‥‥‥‥‥‥‥‥‥‥‥‥‥‥‥‥‥‥‥

1）東めぐみ：看護リフレクション入門．ライフサポート社，2009．

2）東めぐみ，松永五智子，鈴木幸代ほか：看護実践をリフレクションし，実践の意味や価値に気づき，新たな看護を創造する─個人と組織の成長を目指して．看護管理，24（4），318-324，2014．

3）松尾睦：職場が生きる人が育つ─「経験学習」入門．ダイヤモンド社，56，2011．

4）陣田泰子：陣田塾　看護の"知の見える化"で現場が変わる！．ナーシング・ビジネス，2015夏季増刊，2015．

5）中原淳，金井壽宏：リフレクティブ・マネジャー─一流はつねに内省する．光文社，132，2009．

6）厚生労働省：新人看護職員研修ガイドライン（改訂版）．2014．

7）アルバート・バンデューラ，原野広太郎監訳：社会的学習理論─人間理解と教育の基礎．金子書房，1979．

2.5 看護リフレクションに必要なスキル 「ファシリテーション」

　これまで私は，多くの看護師と看護リフレクションを行う機会を持ってきました。これは特に，中堅看護師のやりがいやキャリア開発につながればと強く願ってのことでした。

　看護リフレクションの研修には，各施設の中堅看護師を中心に教育担当者や看護管理者の皆さんも参加するようになりました。

　研修を終えた方の多くが，自施設の人材育成に看護リフレクションをどうすれば取り入れることができるのか，悩んでいることが分かってきました。具体的には，日々の臨床の中でどのように後輩たちの気づきを導くか，リフレクションを行う場をどうすればよいか，研修計画にいかに組み込み個々の研修をどう企画すればいいのか，といった悩みです。

　私自身はさまざまな書籍や文献を参考に，試行錯誤しながら多くの看護師の皆さんの事例と向き合ってきました。こうした経験をもとに，各施設において看護リフレクションをどのように推進していけばよいのか，そして看護師たちの気づきを導くファシリテートの方法を具体的に示すことができれば，と考えました。

　本節では，一般的なファシリテーション，人を育てるファシリテーターのありようや基本を紹介するとともに，看護リフレクションを促すファシリテーターとはどのような人かを検討します。

ファシリテーターとは

　修士の学生時代，私自身の考えを大きく転換する学びをいくつか経験し

ました。その１つに，「成長」についての概念がありました。成長とは，人と人との関わりから起こるものであり，文献を読んだりして知識を増やすだけでは人は成長しないことを学びました。

当時の私は，知識を増やすことこそが成長を促すと考えていたので，一瞬，戸惑ったものです。

その後，自分の過去の失敗の多くは，人との関わりがうまくいかなかったことに原因があったと気づいた時に初めて，前述した「成長」の真の意味を実感しました。時を同じくして，実践から生まれる「暗黙知」という知識の存在にも気がつきました。

ベナーは，「人が実践から学ぶためには，他者の存在が必要である」ことを研究を通じて明らかにしています[1]。看護リフレクションを推進するときには，学習者の気づきを促し，支援するために複数の他者が関わります。本書ではその支援者を「ファシリテーター」と表現していますが，ファシリテーターとはどういう存在なのでしょうか。

ファシリテーション(facilitation)とは，英語で「ことを容易にする，楽にする，促進(助長)する」という意味を持つ動詞，ファシリテート(facilitate)の名詞形です[2]。中野はファシリテーションを，「人が集い，何かを話し合ったり，学んだり，創造しようとするとき，そこにいる人々が遠慮なく発言や参加ができるような場を創り，円滑なコミュニケーションを育むことで意見や感情のやりとりをスムーズにし，共に学んだり一緒に何かを創ったりする過程を実り多いものに促していく技法である」[3]と定義しています。

このファシリテーションの技法を通じて，相互に学び合い，創造し合う場を創り，その対話のプロセスに寄り添い，支援を担う人を「ファシリテーター」と呼んでいます。

ファシリテーターには，以下の特徴があると言われています[2]。

・上から指示をするのではなく，同じ地平に立って，そこに集う人々が気

軽に発言したり，行動できるように安全で安心できる場所を創る。
・正解を求めるのではなく，そこに集う人たちや場を信頼して，適切な流れを作り，相互作用から何かが生まれるのを待つ。

　ファシリテーターがこれらの特徴を発揮することで，以下の効果を生み出すことが期待されます。

・人に教えられるのではなく，参加者が自らの力で解決策を見いだし，次の一歩を踏み出すことで自信を生む。
・試練を自ら引き受け，苦労しながら自分で乗り越えて成長することを実感する。
・上記のプロセスを繰り返す中で，次に直面する難局にも，主体的に工夫しながら取り組むことができる。

　森[4]は，ファシリテーターは「参加者が自ら学び取る支援をする立場」であると述べています。人材育成に携わる私たちには，学習者１人ひとりが持つ力や主体性，価値観を引き出し，それを育む支援が求められています。

ファシリテーターに求められる姿勢や態度

　参加者の自律性を高め，相互に学び合う場を支援するファシリテーターに求められる姿勢や態度を，５つのポイントから具体的に説明します。

❶志とおおらかさを忘れない
　ファシリテーターは，１人の人間として，どのような考えや思いを持っているのか，どのように未来を創りたいのかなど，自分なりの「志」や目標を持つことが重要です。そしてそれを達成あるいは探究しようとする姿

勢を持つことが重要です。この姿勢が，意識的にも無意識的にも，研修プログラムの構成や展開に反映されます。

　しかし，ここで気をつけることは，ファシリテーターの意見や思いを学習者である参加者に押しつけない，ということです。ファシリテーターの思いが研修プログラムに影響するのは避けられないことですが，対話の場で出された参加者の考えや意見を，そのままに尊重するおおらかさも必要です。それが多様な発言を引き出し，豊かな学びの場をつくることにつながるのです。

❷参加者を信頼する

　参加者は成人です。1人ひとりが臨床経験を通じた自分なりの意見，考えを持ち，組織や医療に貢献したいという思いや，成長したいという願いを持っています。

　問題解決思考の教育を受けてきた医療専門職は，とかく参加者を自分の物差しで見て，否定的に評価してしまいがちですが，参加者を信頼し，考えや思いを決めつけることなく，ありのままに受け容れることがファシリテーターの基本姿勢なのです。

❸十分な事前準備

　事前の準備をしっかりとしていれば，何か突発的なことが起きても慌てずに進行することができます。看護リフレクションにおいては，研修や対話の場に参加する参加者のレディネスを踏まえ，アウトカムや学習目標を設定します。その上で，対話のプロセスをどう進めていけばよいか，プログラムデザインを考えていきます。

　また，参加者が座る机・いすの配置や，グループワークを行う人数(グループサイズ)によっても，対話が促進される度合いが変わってきます。会場の雰囲気づくりも含めて，場のデザインを行うことも重要です。

❹プロセスを手放さず，コンテンツに引きずられない

　ファシリテーションにおいては，話し合いの内容（コンテンツ）は参加者のものであると言われています[5]。一方，ファシリテーターは，参加者がつくり出す対話のプロセスに伴走し，発言や参加を促したり話の流れを整理したりすることで，相互学習や理解，協働，合意形成を支援します。全ての意見に対して，冷静に向き合い，どの参加者とも対等に接することが求められます。

　また，もし対話の内容が白熱した時にも，その場の学習目標やアウトカムは何かを常に意識して，参加者を引き戻す役割があります。

❺メタスキルを意識する

　人々の相互の関係性に働きかけるファシリテーションは，「プロセス指向心理学」の考え方をベースにしています。プロセス指向心理学では，あるスキルを使う時のセラピストの態度や姿勢，感情を「メタスキル」と定義し，クライアントに関わるときには状況に応じてそれを使い分けることが重要であると言われています。

　これを看護リフレクションという対話のプロセスに置き換えてみると，伴走するファシリテーターの姿勢や態度が，参加者に大きな影響を与える可能性があると認識し，その姿勢や態度の基盤となる自身の感情に意識的であることが大切だと言えます。

　メタスキルをどのように使い分け，対話の場や参加者に関わっていくのかは，ファシリテーター自身の個性とも言え，❶で述べた志や目標に基づき，人を支援する立場としての自身を育てていく必要があります。

看護リフレクションにおけるファシリテーター

　ここまでファシリテーションの基本を見てきましたが，看護リフレクションとファシリテーションが大切にしていることには，共通点が多々あ

ることに気づかれたと思います。

　看護リフレクションは看護実践を言語化し，そこにある意味や価値を見いだし，ある実践から何らかの学びを得て，それを次の実践に活かすためのプロセスです。参加者自らが気づくプロセスを支えることが，看護リフレクションを促進するファシリテーターの役割なのです。

　そこで本書では，看護リフレクションにおけるファシリテーターを「看護実践を言語化し，新たな価値や意味を見いだそうとするとき，看護実践の検討を支援することにより，お互いを活かし合い，次の実践に活かす成果を導くことができる人」と定義しました。

　看護リフレクションにおいては，ファシリテーターが必要となる2つの場があります。1つは研修の場，もう1つは実践の場です。場や方法は違っても，リフレクションを行うことは一緒です。

　どちらの場合も，参加者には，経験の違いはあってもそれぞれの大切にしている看護への思いが存在していることを尊重するよう伝えます。

　看護リフレクションのファシリテーターは，参加者とともに取り組むことに意義を感じ，経験を積んだ人であることが望ましいでしょう。

　ファシリテーターとしてリフレクションを促進するために，注意深く準備すべきポイントを表2-3にまとめました。特に研修を計画する際の参考にしてください。

ファシリテーターによる具体的支援

◉「問いかけ」による支援

　看護リフレクションにおいては，ファシリテーターの問いかけによる支援が必要です。リフレクションを行った看護師にインタビューをした研究[6]によると，ファシリテーターの問いかけによって，「答えることができる自分」に気が付いていました。このことは，「大きな自信と自己肯定感につながる」と看護師は述べています。

表 2-3 ▶ 看護リフレクション研修を計画する際に準備すべきポイント

① ファシリテーターになる前に自身の事例でリフレクションを経験しておく。
② 参加者がアクセスしやすくなる利点があるため，複数のファシリテーターで関わることも検討する。
③ 参加者と経験を共有するために，開かれた心を持ち，参加者を快く迎える。
④ 参加者は，参加することに違和感や困難感を持っているかもしれないため，必要な手助けをすることを伝え，時に一緒に考える姿勢によって励ましを伝える。
⑤ 参加者には，お互いに尊重し合うこと，相手の話に耳を傾ける姿勢を保つこと，事例は個人にとっても集団にとっても大切な財産であることなど，基本的な姿勢を伝えておく。
⑥ 研修を通じたリフレクションには限界があることを念頭に置き，参加者にも限界を伝える。環境を補助するために必要な資源を準備し，提供する。
⑦ アドバイスは，個人の能力を査定するのではなく，よりよい実践をするためにはどうすればいいかという視点で行う。
⑧ 時間厳守と情報の管理を徹底する。研修は時間通りに開始・終了する。語られた内容を不用意に他言しない。

　看護師は，事例を書いた後に「ここはどうだったの」「どう考えたの」「なぜ，これを行ったの」などと問いかけられることにより，その場面や自分の考えをさらに深く想起し，自分の実践を整理することができるのです。想起できるのは，考えて実践を行っているからです。

　筆者が事例分析において問いかけをどのように行っているのか，具体的には 2.3 でギブスのリフレクティブ・サイクルを用いた支援を紹介しましたので参照してください。

◉看護師に問いかける時の留意点

　事例を書くステップにおいて患者の言葉を記述しても，その言葉を看護師自身がどう感じたのか，どう判断したのかについては意外と書かれていないものです。例えば，自身のケア行動に加えて，アセスメントに必要となる情報をその時看護師がどのように捉えたのかを問いかけてみましょう。それが記述されると，振り返りがしやすくなります。

　また，ファシリテーターは「丁寧に聴く」「否定しない」ことが大切です。看護師の思考や行動には必ず意味や価値があると思いますが，時には言葉が足りなかったり，表現が意図していることとずれたり，捉え方そのものに課題がある場合もあります。しかし，まずいったん看護師が「そう思った」「そう考えた」ことをありのままに受け止めることが必要です。看護師が患者の言葉に対して感じたり思ったりしたことは，その時の状況としてそう感じたのだと「信じる」のです。これはファシリテーターの資質として重要な点です。

　コルトハーヘンはリフレクションを行うときに生じやすい反応として，ハットンとスミス(N. Hatton & D. Smith)の以下のようなアドバイスを紹介しています。

　「省察するよう求められた時に生じやすい反応に，注意する必要がある。一部の生徒は，自分の感じ方や信念を他人に見せるということから生じる，傷つくことを恐れるような感情が露わになるかもしれない。とりわけ，省察することで明らかになる自身の弱点をすべて自分のせいに捉えてしまうような学生で，自分で自分をコントロールできないような場合，こうした反応が見られることが多い(Wildman & Niles)。こうしたケースがあり得るからこそ，個別的であるよりも協力的に省察に取組み，『批判的な友人』として学生たちが一緒に作業できるような環境を提供するとよいだろう」[7]

　このように，リフレクションは個別にするのではなく，安全な対話の場を設けること，そのための協力的な関係性を構築することが必要です。

◉記述された内容を整理する

　事例として記述された内容を整理する支援も，ファシリテーターの大事な役割です。

　看護リフレクションを行う事例は，現在進行形で実践が行われているものを用いない方がよいとされています。現在進行形の事例であれば，カンファレンスを頻回に開いて患者に必要なケアをすぐ提供してほしいからです。

　また，看護リフレクションを行うときには，その事例に記述された看護ケアによるアウトカムから検討するとよいと思います。

　実践は予測されるアウトカムを考えて行いますが，それが達成されるか否かは実施してみないと分かりません。しかし，過去の事例はすでにアウトカムは分かっているので，なぜ，そのアウトカムを導くことができたのかを検討すると，行ったケアの意味や価値が浮かび上がります。筆者はそれを何度も経験しています。詳しくは2.3を参照してください。

◉仲間との共有

　研修では最後のグループワークで，事例提供者から，事例を選択した理由（なぜこの事例が心に残っていたのか）と，今回のリフレクションは自分にとってどのような体験だったかを話してもらいます。

　それとともに，グループでも，事例提供者がこの事例を選択した理由を考えてみます。各自の中で何か気になっていることが，「あ，こういうことだったんだ」と，光のように見えてくることがあると思います。そういうときに，看護リフレクションの醍醐味が感じられます。

　そして，リフレクションがどのような体験だったかを，グループで話し合います。2.3で紹介したH看護師の「自分の看護観の根本は，新人の頃から変わらずに自分の中に根づいているのだと改めて確認できました」という発言（p.108）は，経験を重ねることの意味や，実践のあり方の一貫性を自覚した体験を表していると思います。この体験が支えとなって，次の困難な状況にチャレンジできるのだと考えます。

引用・参考文献

1）パトリシア・ベナー著，早野 ZITO 真佐子訳：ナースを育てる．医学書院，5-6，2011.
2）中野民夫，森雅浩ほか：ファシリテーション—実践から学ぶスキルとこころ，岩波書店，5，2013.
3）中野民夫：ファシリテーションとは何か．看護管理，26(10)，870-873，2016.
4）森雅浩：ワークショップ型研修のプログラムデザイン—「看護現場に活かすファシリテーション」セミナーを事例に．看護管理，26(10)，916-922，2016.
5）森雅浩：ファシリテーションのスキルを学ぼう．看護管理，26(10)，874-891，2016.
6）西田尚美，柘植恵子，東めぐみほか：看護実践をリフレクションする看護師の体験．平成 22 年東京都看護協会看護研究学会，2010.
7）F・コルトハーヘン，武田信子監訳：教師教育学—理論と実践をつなぐリアリスティックアプローチ，学文社，248，2012.

2.6 生涯成長し続ける看護師を支える リフレクション

　最終節では，生涯学び成長し続ける看護師のキャリアと，それを支える
リフレクションの関係性について考察します。

看護師のキャリアとは

　キャリアとは，豊かな広がりを持つ言葉です。職業，組織内でのポジ
ション，次のステップを指すだけではなく，より長期的に生涯を見据えた
生き方，人生そのものまでを含む言葉です。

　ホール(Douglas T. Hall)は，「人の生涯にわたり，仕事に関連した諸処
の体験や活動を通して，個人が自覚し得る態度や行動のつながり」とキャ
リアを定義し，その4つの側面を「組織内での昇進や昇格」「専門職に見
られる体系的なステップ」「生涯にわたる職業経歴」「役割に関連した諸経
験の連続」という言葉で説明しています[1]。

　ホールの考え方は，どのように成功するかではなく，各人が歩むプロセ
スが大事であること，職業人としてのキャリアが生涯を通じて継続するこ
とを前提とした考え方です。仕事や諸活動を通じたさまざまな体験の積み
重ねとつながりが，生涯という歴史を刻むのです。

　看護師は，資格を取得したときから生涯にわたり看護を実践していくこ
とになりますが，看護師としてのキャリアとは何かを考えるとき，この4
つの側面はとても興味深いものとなります。キャリアは目に見えるものば
かりではないことに気づかせてくれるからです。

看護リフレクションで得た体験が看護師に与えた示唆
──インタビュー調査から

　ここでは，看護リフレクションによって得られた体験が，看護師のキャリアにどのような示唆を与えたのかを紹介します。看護リフレクションを行った4名の看護師(平均年齢は 29.7 歳，平均看護経験は 9.2 年)にインタビューを行い，11 の体験を抽出し，まとめた結果がもとになっています[2]。11 の体験の関連図を**図 2-14** に示します。

◉ファシリテーターからケアの意味を問われ，それを考える体験

　ファシリテーターから，「そのケアをなぜ行ったのか」と問われることによって，看護師はそれを自らに問い，ケアの意味を言語化していました。

　看護師は，「問われたことに答えられる自分に驚いた」と語り，言語化することで「行った看護が目に見える」とともに，「ファシリテーターに看護を認められる」ことにつながる体験をしていました。

◉新しい気づきとケアの選択肢が連鎖的に増える体験

　看護師は「振り返る機会」を得ることにより，看護行為の意味を新たに獲得し，その気づきを患者と関わる行為に活かすことができました。

　新たな意味を獲得したことは，「ケアの選択肢が増える」ことにもつながりました。また，患者から得た情報を「知識」として，次の患者へのケアに活用することによって「さまざまな患者に対応できる実感がある」と語り，患者からも「『かゆいところに手が届く看護だね』と評価を得た」と語りました。

◉患者の体験を理解することから，看護の基盤を得る体験

　看護師は，看護リフレクションを通じて「患者が病気と共にどう生きて

図 2-14 ▶ 看護リフレクションで得た 11 の体験

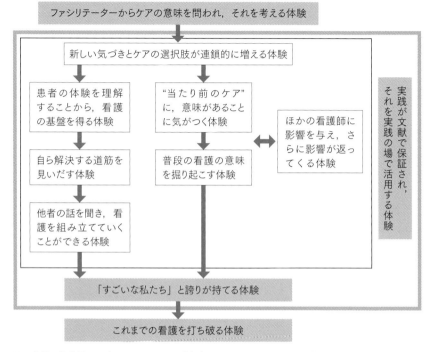

西田直美，柘植佳子，東めぐみほか：看護実践をリフレクションする看護師の体験．平成 22 年度東京都看護協会看護学会，2010 を基に筆者作成

いくのか」という問いを持つことができ，患者の病気体験を知り患者を全人的に理解することが，看護の基盤(ベース)であると，実感していました。

　看護師は「患者にとってのつらい体験に気づくことができた」と語り，患者への理解を深めることができました。また，患者を理解する大切さに気づくことで「食事療法ができない理由を初めて考え，患者がこれまでどう生活してきたのかに興味を持ち，全人的に理解することが最も大切だと感じた」と述べ，患者の見方が修正され，患者の営んできた生活を受け入れつつ，どう介入していけばいいかを考える体験をしていました。

◉自ら解決する道筋を見いだす体験

看護師は，患者の情報を拾い上げるために，観察したり反応を見たりして，その意味を考えます。看護リフレクションは，患者から得た情報をどうケアに結びつけたかを考える体験でもありました。

看護師は「前はスルーしていた」ことも「今はもっと拾い上げようと観察している」と語り，「1つできるようになる」ことで「その次もやってみよう」と考えて行動するようになっていました。

看護師は「患者の反応をどうケアに結びつけるか考える」ことによって，どうしてそうするのかと「意味を考えながら看護を実践」し，「自分で解決の手立てを見つけることができるようになった」「次にこのタイミングでこうしようと，次の看護を意図的に行うことができるようになった」と語りました。

◉他者の話を聞き，看護を組み立てていくことができる体験

看護師は，患者や他の看護師の話を聞くことの意味を見いだし，「もっと知りたい」と考えつつ行動し，捉えた患者の反応から次の行為を考えていく体験をしていました。

患者の話を聞くことで，「患者の反応を見ること」ができるようになり，患者との対話から次の看護を組み立てていくことができるようになっていました。

また，看護師は「これまで何を考えて看護をしているのか言ったこともないし，人の話を聞いたこともなかった」けれども，看護リフレクションを通して共に働く看護師から，あるケアを行った理由や思いを聞くことで，「他者の考えを聞く大切さ」への気づきを得ていました。さらに，看護をもう一歩高める方略を，仲間と相談するようになっていました。

◉"当たり前のケア"に，意味があることに気がつく体験

看護リフレクションとは，"当たり前"と捉えていた自己の実践を振り

返ることによって，それが優れた実践だったと実感する体験です。

　看護師はリフレクションを行うことで，「これまで看護について語る機会が少なく」「何気なくやっていて，検証されないままできた」自分の看護に気がつくことができました。例えば，「（最初は）無言であった患者が，徐々に話してくれた場面を振り返る」ことで，行為の意味を知ることができ，「患者の気持ちを察知してタイミングを計りながらケアしていた」ことに気づきました。そして，"当たり前"と捉えていた実践に「こういう理由があるんだ」「何気なく行っているケアにこういう意味があるんだ」と実感していました。

◉普段の看護の意味を掘り起こす体験

　看護リフレクションは，患者の体験を通して，日常的に行っている普段の看護の意味や価値を掘り起こす体験です。

　看護師はリフレクションを行うことで，「看護行為が患者にとってどういう意味があるのか，影響があるのかを知りたい」と考えるようになり，実践の場でも自己や他者が提供したケアの意味を，ほかの看護師に確認するようになっていました。

◉ほかの看護師に影響を与え，さらに影響が返ってくる体験

　看護リフレクションのプロセスにおいて，事例の検討を行う看護師は，ほかの参加者から影響を受け，その変化を実践の場で感じる体験をしていました。また，ほかの看護師のケアについて聞いたり，自己の実践を詳細に記録に残すことで学びを得たことを共有する体験でもありました。

　看護師はリフレクションを通し，「実際の看護記録を詳細に書くようになった」と語り，ほかの看護師から「記録を読むと状況がよく伝わると言われる」ことで，「仲間の看護師に影響を与えていると実感」していました。また，「仲間と話し合いながら学びを得る楽しさ」があり，ほかの看護師が「患者がこんなことを言っていた」と「興味を持ち，それを話し合

うこと」を実践していると語りました。これは「仲間と同じ方向を見てケアをしていた」と気づくことにつながり，「みんなで話し合うことで，自分に見えていないことが明らかになる」体験をしていました。

◉「すごいな私たち」と誇りが持てる体験

看護師は「いつもやっていることを振り返って何になるの，という声もあった」「先輩の背中を見て学べ，技を盗めとか，スパルタ的な空気の中で育ってきた」と語り，「学ぶ側も一生懸命だったが，『自分で学びとれ』というだけでは難しい」と，教育支援に限界を感じているようでした。

しかし看護リフレクションを通して，「こういうふうにケアを実践するんだよと具体的に見せて教える必要がある」ことに気づき，「自分の看護を振り返って言語化し，グループで検討することで，後輩にお手本を指し示すことができた」と語りました。このように看護リフレクションでの学びが，後輩の実践にもつながることを実感し，それが本人の自信や，「すごいな私たち」という誇りが持てる体験につながっていました。

◉実践が文献で保証され，それを実践の場で活用する体験

看護師は，経験を記述するプロセスの中で，自己の実践を文献（理論やエビデンス）で説明できたことで，「実践が理論に当てはまっていたという学び」を得ていました。そして，文献が実践を支えていることを理解し，文献と実践を照らし合わせることができるようになっていました。

看護師は，自己の実践を考えながら文献を読むことで，「当たり前にやっていたことが『自己効力理論』で保証されている」と実感しました。「最初は『自己効力理論』なんて全く知らなかったけれど，リフレクションを通じて自分の語りが理論に結びつくことに気づいた」「セルフケアに自信を持ってもらえるよう，患者に『自己効力理論』を参考に言葉がけをした」という体験をしていました。

◉これまでの自分の看護を打ち破る体験

　看護リフレクションは，これまで疑問に思わないで行っていた看護にひっかかりを感じ，自己の看護に対する考え方や，患者との関わりについて修正を行い，自己の変化を感じ取る体験でした。

　看護師は「こうすればいい」という慣れ親しんだ看護を実践し続ける態度に留まるのではなく，「昨日こうだったから今日はこうやったらどうか」と患者やほかの看護師に新たな視点やケアの方法を提案できるようになり，「変わっていく自分」を感じ取っていました。また，自身の看護について，「何やってんだろう自分，と悩まなくなった」と語り，「根拠を持ってやっている」「私がやっているのはこういうことだった」と気がついたと言います。

11 の体験の関連性の考察

　ここまで，看護リフレクションを行った 4 名の看護師の 11 の体験がどのようなものであったかを述べました。看護師はファシリテーターから問われることにより，無意識下で行ったケアの根拠を言語化し，その後，何気ないケアを行う際にも根拠を持って実践していることを意識するようになりました。看護師は言語化ができる自分に驚きつつ，言語化される自己の実践に意味を見いだし，次第に自信を持つようになると考えられます。これは，看護そのものや，自分が看護師であることに，さらに誇りや自信を持つ体験となり，周囲の看護師によい影響を与えることにつながります。

　以下に，11 の体験の関連性を考察します(図 2-14)。

　看護師は，【ファシリテーターからケアの意味を問われ，それを考える体験】によって，何気なく行っていた実践が言語化されることで，【新しい気づきとケアが連鎖的に増える体験】をします。これは，新たなケアの視点を得られるということです。そして，聞かなければ知り得ない患者の

体験があると知ることによって，【患者の体験を理解することから，看護の基盤を得る体験】をします。

　これらの体験から，患者の情報を知ることによって，次のケアを考えることができると気づき，【自ら解決する道筋を見いだす体験】【他者の話を聞き，看護を組み立てていくことができる体験】につながりました。「患者の反応をどうケアに結びつけるか考える」ことで「自分で解決の手立てを見つけることができるようになった」と，実践しながら考え，ケアを組み立てていく体験をしています。

　これらの体験を通して，看護師は「看護師にしかできないケアがあること」を実感し，「意味がある」と見いだすことによって【「すごいな私たち」と誇りが持てる体験】をしており，「悩まなくなった」「変わっていく自分を感じる」という【これまでの自分の看護を打ち破る体験】をしています。

　池西ら[3)]は，看護師がリフレクションを活用する構造について，状況への関心を基盤として，対話と批判的分析がリフレクションの過程を進展させると述べています。前述の看護師たちの体験は，池西らの研究と同様に，リフレクションによって患者に興味や関心を持つことで，自らが患者の状況と対話していることに気づき，自己の実践について「こうやってみたらどうかな」と批判的な分析を行う体験をしていると言えます。

　さらに，【ファシリテーターからケアの意味を問われ，それを考える体験】【新しい気づきとケアの選択肢が連鎖的に増える体験】はまた，【"当たり前のケア"に，意味があることに気がつく体験】につながります。この体験を通して，自己の実践と向き合い，対話を行い，【普段の看護の意味を掘り起こす体験】などの批判的実践を行っていたと考えられます。こうした看護師のリフレクションの体験も，【「すごいな私たち」と誇りが持てる体験】【これまでの自分の看護を打ち破る体験】を引き起こしており，これは池西らの研究と合致する構造を持っていると考えられます。

　【これまでの自分の看護を打ち破る体験】は，さまざまな状況に対応しなければならない看護師にとって，「これでいいや」「これ以上できない」

という自己の閉塞感から脱却する手立てとして，状況との対話，自己との対話を行い，その状況下でほかにどのような対処ができたか，ほかのどのような知識が役立ったかと探求する態度を引き起こし，自己をエンパワーメントしたり解放したりする体験となっていたと考えられます。

　また，【ほかの看護師に影響を与え，さらに影響が返ってくる体験】【実践が文献で保証され，それを実践の場で活用する体験】により，リフレクションは看護実践家としての誇りやケアの保証，さらに周囲の看護師への影響力を持ち，看護の質の向上につながることを強く示唆します。

＊

　このように，看護師はリフレクションを行うことにより，これまでの考えを修正し，新たな視点に気づき，次の実践の手立てを見いだす体験をしています。何気なく行っていたケアが言語化され，患者にとって意味があるという気づきが生まれることにより，「普段の看護」の価値に気がついていたのです。このことは，さらに「普段の看護」を掘り起こす体験につながり，検討を通して実践が内的な体験へと変化していくものと考えられます。

　4名の看護師は，「患者の反応をどうケアに結びつけるか考え」，患者にとって「かゆいところに手が届く」ケアを実践し，自分の看護に悩まなくなっていました。さらに，自己の実践を文献と照らし合わせる意義を実感しています。「実践家が新たに出会う状況や問題を認識し，行為しているなかでそのことを考えるプロセス」[4)]である「行為についてのリフレクション」の体験をしているのです。

リフレクションの看護への応用と今後の展望

　看護師は日々の中で看護のやりがいを見失ったり，慣習的な実践に陥ったりすることがあります。ショーンは「よくあることだが，〈行為の中の知の生成〉というカテゴリーにあてはまらない現象に対し，あえて注意を

向けない選択をするのを学ぶならば，その実践者は退屈に苦しみ，燃え尽き症候群(バーンアウト)に悩むであろうし，視野の狭さと頑固さで自分のクライアントを苦しめる」[5]と指摘していますが，リフレクションはこうしたピットフォールから脱却する1つの手立てとなるものと考えられます。

　また，リフレクションの場を仲間のスタッフや看護管理者と共有することで，互いの考えや実践を知ることができ，看護師同士が患者のニーズに沿って協働できる信頼関係が生まれ，より質の高い療養環境の提供につながります。

　そして，ファシリテーターからの問いかけと，看護師が語った内容をファシリテーターが保証することにより，看護師は自己の看護との対話のきっかけを得て，患者にとって意味のある実践だったと実感します。

　今後，リフレクションの方法論の確立に向けて，それを促すファシリテーターの関わりのプロセスを明らかにすることが求められており，私も引き続き探求していきたいと考えています。

引用・参考文献
1）Douglas T. Hall: Careers In and Out of Organization. SAGE, Thousand Oaks, 12, 2002.
2）西田直美，柘植佳子，東めぐみほか：看護実践をリフレクションする看護師の体験．平成22年度東京都看護協会看護研究学会，2010.
3）池西悦子，田村由美：看護実践に埋め込まれたリフレクションの構造―マイクロモメント・タイム・インタビュー法の活用．看護研究，41(3)，229-238，2008.
4）田村由美，津田紀子：リフレクションとは何か―その基本概念と看護・看護研究における意義．看護研究，41(3)，171-181，2008.
5）ドナルド・A・ショーン著，柳沢昌一,三輪建二訳：省察的実践とは何か―プロフェッショナルの行為と思考．鳳書房，63，2007.

あとがき

　長い臨床での仕事から教育，研究の場に軸足を移し，1年半が経ちました。私の実践での経験は，理論を通じて事例として言語化され，また，実践した内容を理論で説明しています。これまでも意識して行ってきたことですが，"看護経験を積んできた"との実感が改めて私の中に生まれています。これは思いがけない新鮮な体験となっています。

　看護を語るとき，その語りを聴いてくれる存在が必要です。私がそのことに気がついたのは，「看護を語る会」を行っていた時に，一緒に準備をしてくれていた同僚の「聴く人がいるから語れる」との一言でした。当時の私は看護の語りによる言語化が必要であるとばかり思っていたのですが，同僚の一言によって立ち止まることができました。20年も前のことです。

　シャロンは短編小説家のウェルティの言葉を引用し，「物語を聴き取ろうとすること(listen for stories)は，単に物語を聴くこと(listen to stories)よりも，何がしかのさらなる明敏さを必要とする」と述べています[1]。看護の語りを聴くということは語られている内容に聴き手が参加することであり，そこには物語が語られており，実践に役立つ知識が存在しています。

　語りとして自己の経験を言語化することでリフレクションが行われます。すべての経験の語りが他者の役に立つわけではなく，また，看護経験は現場でしか積むことはできませんが，実践を語り，その語りを聴くという対話は，ちょっとした時間で行うことができます。

　中原らは実践共同体における優れた管理者の役割を「自分一人で手取り足取り教えこもうとするのではなく，学びの順序を最適化し，メンバーが相互に先生役になれるような職場を創り職場を学習の場にすること」と述べています[2]。語りを職場の中に取り込み，実践共同体としての組織を作

ることの大切さを本書で伝えることができたらうれしいなと思っています。

　看護管理者や指導的立場にある看護師の役割は，看護師の熟達は優れた看護師にのみあるのではなく，看護師相互の経験からの語りの中で培っていくことを理解し，語りを通して自部署の看護師が成長できる風土を再デザインすることであるのではないかと考えます。

　本書が少しでも，看護師が看護実践を語り合い，そこから得た知識を活用して，生き生きと患者さんと向き合う手がかりとなることを願っています。

東めぐみ

文献

1）Rita Charon 著，斎藤誠二ほか訳：ナラテイブ・メディスン─物語能力が医療を変える．95，医学書院，2011.
2）中原淳編著：職場学習の探求─企業人の成長を考える実証研究．193，生産性出版，2012.

索引